斯瓦米韋達・帕若堤 Swami Veda Bharati 、陳廷宇 ———— 著
石宏 ———— 譯

停駐於心穴，
體驗與神合一的圓滿喜樂

瑜伽睡眠實修法

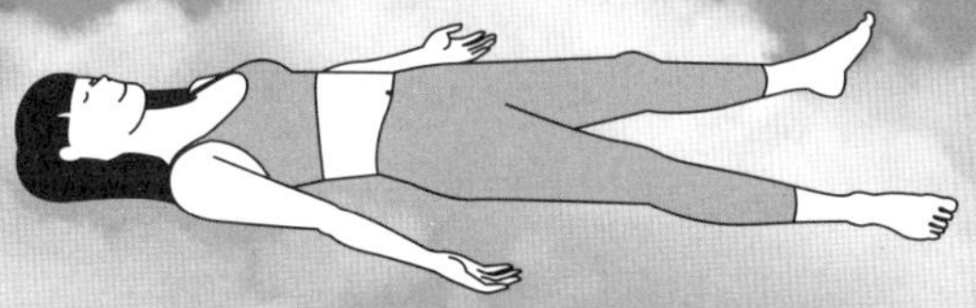

Chapter 11

瑜伽睡眠實修功法 189

譯者序
認識真正的瑜伽睡眠

在瑜伽睡眠練習的課堂中，往往進行不到五分鐘，就聽到有學員開始打鼾，有的人全程一直睡到練習結束，直到聽見旁人起身的聲音才醒過來，然後依依不捨地爬起來。很多人抱怨自己的睡眠品質不好，很不容易入睡，會認床，無法和別人同寢室。結果，在瑜伽睡眠課堂中，自己的空間只有一張瑜伽墊大小，睡在不熟悉環境的硬地面上，緊鄰自己躺著的都是陌生人，雖然如此，卻能很快入睡且睡得香甜無比。這是一個很有趣的現象。

難道他們是被催眠了不成？瑜伽睡眠不是催眠，在練習時的基本要求是「不要睡著」，學員要在心中作意：「我不會睡著」。可是，很多人在練習時會撐不住而睡著，或者需要極力保持清醒。這可見得大多數人對於睡眠這件事作不了主。不該睡的時候睡，到了該睡的時候睡不著。瑜伽大師就不同了，他不但想要入睡時可以立即進入深眠境地，更有本事的是他可以決定要睡多久，要睡到幾點鐘，到時自己就會醒來。換言之，他可以作得了自己的主。

什麼是睡眠？這是個很重要的問題。它占去了一般人三分之一的生命，而且長時間睡眠品質不好或者睡不夠，會引起種種生理和心理的失調。睡眠的過程和死亡近似，知道並掌握睡眠的過程，有助於我們認識死亡，消除對死亡的恐懼，管理好自己臨終的過程。更要緊的是，每個人都經歷過三種意識狀態：清醒、做夢、睡眠，其中，睡眠是最接近修行目標三摩地的境界。但是，睡眠並不是三摩地，然而，斯瓦米韋達說，精通了真正的瑜伽睡眠，三摩地就只有一步之遙。

每個人一生下來就會睡，所有的生物，從人到螞蟻到植物都會進入睡眠。雖然我們會睡，卻未必能講得清楚什麼是睡眠。學術上有的說睡眠是一種生理狀態，有的說是生理和心理狀態。有的說睡眠是意識的暫時中斷，有的說是意識的降低。大多數觀點都同意在睡眠中知覺變弱，身體放鬆、活動減少，心律和代謝率下降，是修復身體所不可或缺等等。

傳統印度各派哲學對於什麼是睡眠，有好幾種不同的理論，但是並非彼此矛盾，而是互補的。這些理論往往和普通人對於睡眠的認知大不相同。例如，我們主觀認為人在沉睡中心念不會起作用，因為我們睡醒後能依稀記得自己做過的夢，但是對於深沉睡眠階段則一無所知。《瑜伽經》則主張，人在沉睡時心念仍然起作用，此時是「惰性質性」（tamasic guṇa）的心念凌駕，不是沒有心念，而是心念所依緣（所抓住）的是一種「沒有」（abhāva）的認知。換言之，沉睡時不是心念不在，而是心念掛住了「不在」。這是一個很微妙的概念。

斯瓦米韋達說，印度千古以來對這種邏輯論證有過不知多少爭辯。註釋《瑜伽經》最權威的聖人威亞薩（Vyāsa）則說，睡醒後知道自己睡了一個好覺，就證明即使在沉睡中，心念仍然有活動。他完全不提「是否因為醒來後感覺到身心狀況，才知道是否睡了個好覺」。

《瑜伽經》開宗明義對瑜伽的定義是：心地與心念之「滅」（nirodha）。既然睡眠是一種心念，是心念就應該要滅，那麼要到達瑜伽最高三摩地的境地，豈非必須要做到夜不睡覺的「不倒單」不成？筆者認為不必如此。首先，古今中外的大師們好像沒聽聞過從不睡覺的，只不過他們需要的睡眠時間比常人少。其次，《瑜伽經》的意思應該是，能克服屬於凡夫睡眠的那種心念，才能進入三摩地的境地，或者說，在三摩地的境地中要摒除睡眠心念。即使是大師出了三摩地，也需要用到心念，要用到五官，用到思維，用到記憶，以及用到睡眠（不過沒有顛倒和夢想的心念）。

吠檀多（Vedānta）哲學則說，睡眠是所有生靈在精神上再度融回到共同的源頭，回到「梵」的喜樂境中，只剩下一個「是」或者「在」的狀態，一切合而為一，不再有個體與對立的概念。這也就是最高三摩地的境地，也是為什麼我們需要和喜歡睡覺的原因。大師們常說，睡眠與三摩地只有一線之隔。不過，我們凡人在睡眠時不覺，所以錯過了。所有生靈要進入睡眠，除了是在對應日夜循環之外，更是在對應宇宙的生滅循環。因此，我們在睡覺的時候，宇宙世界消沉了，所有的成敗得失、憂傷煩惱都消失了。

本書也收錄了斯瓦米韋達講授吠檀多的「觀自性」（ātmatattva-avalokanam），這是非常殊勝的一個吠檀多實修法門，一天二十四小時都可以、也應該做，睡眠時也不例外。他說，任何生物，不論是人或是螞蟻乃至植物都會睡覺，但是在睡著之際，都必須先經歷到這個觀自性的境地，才能真正睡著。換言之，失眠的人無法進入這個境地，所以睡不著。他教我們把這個法門用到睡眠上，觀察自己入睡的過程，觀想把意識由遠至近、由下至上引導至心窩喉部一帶，讓身體意識消失，然後就會自然平順地滑入睡眠境地。這就把吠檀多和《瑜伽經》中的法門完美銜接起來。讀者請細讀，試著去做、去體會。

在印度哲學裡，人類與動物都需要四種基本的欲望：食物、睡眠、性、自保。如果沒有得到適當的滿足，沒有適當的節制，就會造成身心的失調。現代人大多覺得自己的睡眠品質不佳，在本書中，斯瓦米韋達提出了幾個提升睡眠品質的具體方法，例如：節制口腹之欲以減少粗重感；改善性生活以防被性慾影響；改善情緒，多培養正面情緒來沖淡負面、破壞性的情緒。

他特別提出要把握住心識的轉折點，入睡和醒來之際是心靈修行不可放任的兩個轉折時刻，如果能配合某些祈禱，能有很大助益。在這其中，臨睡時分尤為重要，因為入睡時的最後一念或情緒狀態，就會是第二天早上醒來後的第一念或情緒狀態。所以他的主張是：一日之計在於夜。不過，他告訴我們，練瑜伽睡眠可不是為了改善睡眠品質。

那麼，究竟什麼是瑜伽睡眠？

「瑜伽睡眠」這個名詞是從梵文 **yoga nidrā** 直接翻譯而來。筆者曾經考慮過是直譯為「瑜伽睡眠」或是「睡眠瑜伽」，二者看似沒有什麼區別，但是有細微的不同。原文是瑜伽放在前面，睡眠在後。這符合斯瓦米韋達的解釋：瑜伽睡眠是瑜伽大師的睡眠法。他還透露另一個神祕的說法，**yoga nidrā** 是一位在「梵」中的女神，有時候稱為 **Saumya**（柔美的），他在世時曾經要大家持誦一個「薩鄔迷亞」（**Saumya**）咒語禱文來穩定心緒（見本書全文），但是他當時並沒有解釋這和睡眠瑜伽的關係。這就把睡眠瑜伽變成了頌禱！哪需要什麼這樣那樣的技巧？

今天在西方，「瑜伽睡眠」被直譯為「Yoga Sleep」，這當然好。不過，也有人認為需要用一個聽起來比較科學的名詞，就稱它為「Non-Sleep Deep Rest」，意思是：非睡眠深層休息，縮寫為 **NSDR**。筆者淺見以為，這跟瑜伽睡眠的本意似乎並不完全符合。

如果依照斯瓦米韋達的「科學定義」，他所謂的瑜伽睡眠要滿足四個必要條件：

1. 有意識地進入深沉睡眠

所以瑜伽睡眠並不是「非睡眠」，它仍然是睡眠，不過必須在有意識地狀態下進入深眠。重點是：一、有意識地進入，不是迷迷糊糊地入睡；二、直接進入深沉的睡眠，而不是經過淺眠或是夢境再進入深眠；三、要持續停留在深眠階段，不是淺眠、深眠、夢境輪替。

2. 沒有出現「快速動眼」的現象

出現了眼球快速轉動的現象，則表示進入了夢境，所以在瑜伽睡眠中不會進入夢境。

3. 腦波呈現一至四赫茲的德爾塔波

這是比較計量化的一個定義。我們日常在醒著的時候，心念不停地運轉，腦波是貝塔波（每秒振動波幅十三至三十次）。當身體開始放鬆，但還沒睡著之前，腦波是阿爾法波（每秒振幅八至十二次）。進入淺眠階段是西塔波（每秒振幅四至八次）。德爾塔波（每秒振幅一至四次）是人在深眠境地時所呈現的腦波值，此時，一般的心念作用都處於靜止狀態，但又不是毫無心念作用可言。嚴格來講，在到達德爾塔波的階段之前，都不算是真正的瑜伽睡眠，是屬於做準備功夫的階段。

4. 同時又能完全覺知自己周圍的動靜

這表示，儘管在生理上表現出來是處於深沉的睡眠狀態，但心識仍然保持清醒。我們的感官在覺知到任何外來的音聲、光線、冷熱等刺激時，腦波必然會產生較高的波值，有可能是貝塔，乃至更高頻（三十赫茲以上）的伽瑪波。瑜伽大師既能覺知周圍的動靜，又能同時保持腦波為德爾塔波，他的感官處於休息狀態，但是覺性沒有陷入昏沉，這是瑜伽睡眠神祕之處。

值得注意的是，時下一般在講瑜伽睡眠，幾乎都是側重於放鬆和休息，但是斯瓦米韋達在上述定義中則完全沒有提到，這是因為放鬆和休息是進入瑜伽睡眠境地所必經的過程，可能僅止於阿爾法波，最多做到西塔波，它們並不等於瑜伽睡眠。

在喜馬拉雅瑜伽傳承，要學習瑜伽睡眠整套的功法，開始是一系列各種放鬆法門，從簡單的緊繃及放鬆身體主要部分，到大休息攤屍式的放鬆法，進一步做三十一點或六十一點觀想法，做點對點呼吸放鬆法，然後觀想意識由頂輪到眉心輪到喉輪，最後停駐在心輪，無聲無息，沒有任何念頭，連平日所持的咒語都不會冒出來，整個過程可能長達兩個小時要能全程保持清醒，不能落入昏沉睡眠。

然而，斯瓦米韋達會說，那兩個小時並不是瑜伽睡眠，只有最後意識停駐在心穴時的那短短十分鐘，才是他心目中真正的瑜伽睡眠（當然要符合上面定義的四個條件），其他時間都是屬於準備功夫。因此，放鬆、休息並非瑜伽睡眠所要追求的目標，他說自己去練瑜伽睡眠只有一個目的，就是終極的解脫。他也勉勵大家：

你學瑜伽睡眠的目的，不是用它來取代安眠藥。你學瑜伽睡眠，應該是為了認識「梵」的睡眠，好讓你真正認識到自己的睡眠是怎麼一回事，然後你睡眠的內涵會因而變得豐富，因為它現在和源頭活水接上了，在那裡就和宇宙、和那超越定義且無法以言語表達的「梵」連上了。

瑜伽睡眠基本上就是一個前面說的「作得了主」的問題。在無夢的深沉睡眠中仍然保持清醒，仍然有覺知。是誰清醒，誰覺知？那就是無論在白日活動中、在夢中、在沉睡三個境界中，一直在旁觀的、不動搖的那個，我們用文字來描述它，就成了一種概念，成了一個客體，然而，它是超越了概念，不是客體。斯瓦米拉瑪稱之為「永恆的見證者，就是Om」，是橫穿三境的主人翁。

禪宗的公案不需要這麼多的文字敘述，用一個簡單的故事就交代清楚了：

雪巖祖欽問高峰原妙：「日間醒著的時候，作得主嗎？」高峰答：「作得主。」

又問：「睡夢中也作得主嗎？」答：「作得主。」

再問：「深眠中無夢也無想，此時主人翁在何處？」

高峰一時答不上來，雪巖讓他不要再搞什麼學佛學法窮古窮今，只管餓了吃、睏了睡，睡好了精神抖擻，就問此時主人翁安在。高峰發願，從此就做個癡呆漢，只求在這件事上弄個明白。五年後，因為同房道友把枕頭推落地上所發出聲響而頓悟。

斯瓦米韋達說，在《薄伽梵歌》（*Bhagavad Gītā*）中，神主奎師那（kṛṣhṇa）一再稱王子阿周那（Arjuna）為「伏眠者」（Guḍākeśa），能夠克服睡眠的人。這不是指他不需要睡眠，而是他在日間、夢中、深眠境地都已經可以作主，具備資格跨入「第四」的三摩地妙境。

大多數人連日間醒著的時候都作不了主，就別談做夢和深眠境地了。老實說，如此程度而想要進入真正瑜伽睡眠的境地，的確是癡人說夢。斯瓦米韋達說，我們無異是企圖由一個鑰匙孔去窺伺神。雖然如此，做瑜伽睡眠的練習還是有一定的益處，若能窺伺到什麼，哪怕就僅只一瞥也是不負此行。事實上，瑜伽睡眠的「益處」多多，能得到多少，則視乎我們能深入到什麼程度。斯瓦米韋達在本書中提到許多親身體驗，不過，他提醒我們，不要因為這些功用而去練瑜伽睡眠，否則就像是為了運動而去練習瑜伽的體位法一樣。

本書有兩個部分，第一部分是把斯瓦米韋達歷年有關睡眠和瑜伽睡眠的教導整理翻譯為中文，其中除了小部分曾經出版發表之外，其他仍然是被塵封的原文稿件。中文譯文早就完成多年，因為種種原因未能成書發行，幾乎難逃被塵封睡眠的命運。這次能夠出書，實在是中文讀者之福，裡面有太多太多的「好東西」，就等著讀者去發掘了。

本書第二部分則是台灣喜馬拉雅瑜珈協會負責人陳廷宇老師，過去帶領學員學習瑜伽睡眠的心得以及練習步驟，內容詳盡而完整涵蓋了練習的各個環節，對於練習瑜伽睡眠的朋友是一本可靠的操作手冊。

願喜馬拉雅的上師們祝福我們都能早日認出那位橫穿三境的主人翁。

PART 1

斯瓦米韋達談瑜伽睡眠

Chapter 01

我經驗到的瑜伽睡眠——往內的覺知

我第一次的超感官覺知經驗，大約發生在七歲的時候。

我的父親遺失了皮夾，裡面有筆可觀的現金。他覺得應該是遺失在一個公共飲水池附近，他路過喝水時掉了下來。當他回去原地，卻找不到皮夾。這個損失很大，因為他需要用到那筆錢。

他有個煙燻色的鏡子，我隱約知道那是他用來做某種特殊心術訓練的工具，這應該是跟他的上師（某位斯瓦米希瓦難陀，這又是另一個故事）學來的一種法門。父親決定用超感官覺知的方法來找尋皮夾的下落，因此需要一個靈媒。

在家裡，我被公認是絕不說謊的（當然這有些許過譽了），因此，父親認為我的心念夠純淨來做這件事。一天早上，他結束例行的靜坐後，把一塊粗麻布的小墊子鋪在地上，將鏡子掛在牆上，然後要我在墊子上以金剛坐姿跪坐，望著鏡子。那時，我已經跟著他靜坐了幾年，所以保持靜止不是問題。

父親坐在我身後，拉著我雙手的中指，開始用他兩手的拇指輕輕地揉著我的兩個中指，慢慢地拉著我的手指劃圈，叫我專心凝視煙燻色的鏡面。我在鏡中僅能依稀見到自己模糊的影像。

他開始要我回答問題，第一個問題當然是「他在哪裡遺失皮夾」。我開始看到「影像」，不是肉眼在鏡子中所見，而是在心中看到。我告訴他，他是路過某某街角一處公眾飲水池停下來喝水時，皮夾從他的口袋中滑了下來。

下一個問題是，它被誰撿拾走了。我告訴他，是被德拉頓城（Dehradun）裡果菜市場中的某某菜販給撿拾走了。第二天，父親到果菜市場找到那個人，他也承認撿到皮夾，可是他依「拾者得之」的風俗習慣，堅拒歸還。

那個早上，父親讓我坐在煙燻的鏡子前的過程，將近兩個半小時之久，他還要我向某些特定的吠陀聖者求教，問了許多問題，也都接收到回答，但是這部分的內容我已經不記得了。

那個時候大約是一九四〇年到一九四一年間，正是二次大戰期間。父親就要我去「看看」戰事的情形。範圍這麼大，我哪知道該去哪裡？無意中，我碰到了一個情景，告訴父親，有艘德國船隻被擊沉了。那個影像是在一個混濁泥汙的海洋中，那時我完全不明白為什麼大海會有泥汙。

十二年之後，我十九歲時，要從孟買搭船離開印度遠渡重洋，才第一次見到海。它是藍色的，不是泥汙的。所以我所見到的「影像」都是自己的想像力所捏造出來的，至少我當時是如此以為！

出國幾年之後，我去到南美洲的蓋亞那（當時分屬英國和荷蘭的殖民地，現在分別成為蓋亞那和蘇利南），亞馬遜河及奧里諾科河兩條洪流在此流入大西洋，帶來巨量泥沙，海岸外面好幾公里範圍內的海水都是混濁的。那時我大約二十六歲，在蘇利南的朋友帶著我去各地遊歷。有一天，我和當地的地主站在蘇利南的河流入海處，他指給我看不遠處有艘沉船，它是在二次大戰期間被擊沉的德國船。忽然間，我覺得幼年時見到的汙濁海水和德國沉船的影像，是在預言自己的未來。

這是第一個故事。

★

小時候，我從四歲半直到十三歲開始到處巡迴演講為止，是個密集學習的階段。我不只要深入學習古梵語和吠陀文法，還要學習古老又難懂的種種哲派、阿育吠陀、治國論、古代律法、天文、史詩，還有《薄伽梵歌》、《往世書》（*purāṇa*）之類的聖典，當然，深奧的《吠陀經》（*Veda*）典籍更是需要深入學習。除此之外，我還要學習少許現代的科學。即使在其後的三年，我跟著父親到處旅行時，這種學習也沒停過。

我從不需要依賴任何老師。每讀了一段文字，我就進入內心世界，去找在那裡的老師來指導我。那個時候，遠古的聖人和喜馬拉雅的大師在我的心中是一樣的，我的這個看法直到今天都沒有改變。

我出遠門到外地講學時，父親總是會打包幾百本書帶上火車，好讓我的學習不會中斷。我記得每到一地，他就要打開裝書的箱子，然後在離開時再重新打包裝箱。父親從不教我，我要教自己。或者說，冥冥中有些莫名的力量在教我。我只要打開經文，它就會自動把它的奧祕展現給我。

我在外地的每一個停留處時，下午三點到五點是開放給個別人士前來問訊。我記憶中，自己對於人家提出的問題從來不會答不出來，因為答案自然會從內在深處湧現。我經常會利用從醒著進入睡眠的這個階段，做到兩件事：一、「看見」新的經文，可是我從來沒把它記錄下來，所以這些都丟失了；二、「看到」或「聽到」我將要做的演講。

在白天，父親因為對我沒有信心，總是會要求我把明天晚上要發表的演講先筆記下來。我對此一直有抗拒感，但是我很怕他，所以不敢違背他。可是，我只要來到聽眾面前，就能依照我前晚入睡時所「看到」、「聽到」的內容來演講，或者我會問主持人，他要我說什麼，或者請他從《吠陀經》隨意引一段經句，然後我即席開講。

我不能說自己是如何學到這些本事，從直覺產生的知識是無法學到的，它是從內在冒出來的。這個時候，我已經讀過「瑜伽睡眠」（Yoga Nidrā）這個詞，卻不知道幾乎每天晚上發生在自己身上的就是這件事。

我從來沒有對父親提過這件事，這是我的祕密，而父親每次總是對我的能力吃驚不已。成年以後（老實說我無法區別童年和成年後所經驗到的有何不同），偶爾我會同意為人指點迷津，我不用閉目就進入一種「清醒禪定」的境地，然後可以「看到」答案。這個境地和我擔任父親靈媒的經驗有很大的不同，但是我沒辦法把其中的差別講清楚。

從我有記憶以來，就一直能感受到喜馬拉雅的大師在指引我。

★

再講一個故事。

小時候，我的身體向來不好，在繁重的學習以及靜坐過程中，一直會感到疲憊。我們家從德拉頓搬去盧迪亞納（Ludhiana）時，我大約十二歲。每天早上醒來時，我總覺得疲倦，不想動。我們家裡的規矩是，每個人早上起來後，要把自己的被褥捲起來，放到房間的一張躺椅上，如此白天大家才能在房間內走動。

我每天都這麼做，總覺得那是件粗重的活。有一天早上，我把被褥捲收拾好時，感到非常疲倦，根本不想動。我就靠在一堆被褥上，覺得被撐托得很舒服。突然間，我的意識狀態有了變化，覺得好像有股波潮推向我，整個身子進入了深沉的放鬆境地。我的呼吸也起了改變，好像是用整個身體在呼吸。我的心念以及心窩部位都覺得在好好休息。

我「知道」是「喜馬拉雅的聖人送東西來給我了」。那時，我從未對人說起這個改變，因為我認為每個人都能接收到這種境地。

從那天開始，我每天早上一醒來就試著再度進入那個境地，也常常能做到。那時我不知道，這就是所謂的「放鬆法」（śitilīkaraṇa）、「全身呼吸法」、「瑜伽睡眠法」等，而我學會了不用任何訣竅就直接進入那裡。那時我的「名聲鵲起」，被人認為是「神童」，因為整部《吠陀經》兩萬句頌語，我可以針對其中任何一句做出三個不同層次的譯解。

那天早上重獲活力的經驗，一直沒有中斷過，可是我不知道它的名稱，直到我在三十六歲時遇見自己的上師，才終於解開謎團。這麼多年來的長途旅行、演講、應對、服務人群（記得我在十七歲那年，有一次在某地一星期內做了四十九次演講），都是靠著重複早年的那個經驗才撐過來。

當我們的上師——喜馬拉雅傳承的斯瓦米拉瑪（Swami Rama）——引導我們做完整個步驟，我才知道每個「訣竅」的名稱。雖然我以前讀過這些用語，但是到此才把它們和自己所經驗到的一一對上。

★

這裡是另一個發揮創造力的經驗。

我從不計畫未來。人為的計畫太費勁，總是有掙扎。天意比較容易跟從，它們自自然然就發生。

話說多年前，我首次離開印度，受邀前往東非，在那裡待了一年多。然後，一九五三年，我到了英國，那時只懂少許英文單字，會一點零星的句子，才剛開始努力學習英語。但是，這在英國是不夠用的，尤其不到能夠用英語來演講的程度。一開始，我只能為倫敦的印度人團體用印地語演講。

為了學好英語，我付費參加一個當地理工學院的英語班。我從來沒有上過學，對於課堂是怎麼一回事，完全沒概念。過去我學習所有知識，包括六、七種語言，使用的方法和這種教學法完全不同。我只上了一堂課就退出，此後再也沒有上過這種課堂學習。

我在倫敦待了不到六個月，就決定去德國漢堡。我在那裡租了一間房，住了兩個月。我一本英文書籍也沒有帶，跟我作伴的只有那本商羯羅阿闍黎（Shankaracharya）為《梵經》（*Brahma-sutra*）所寫的釋論。《梵經》在吠檀多學派的地位，就猶如《瑜伽經》之於瑜伽學派般地崇高。

那兩個月裡，我只在每天晚上就寢時躺在床上，利用由清醒轉入睡眠之間的過渡期來學習。大多數人把這段寶貴的時間，浪費在不受控的胡思亂想或幻想上面。我利用這段時間從事創作，可以隨心所欲地把它的時間延長。

我躺在床上，觀想我將來想要在倫敦用英語發表演講的某個廳堂，我見到自己站在聽眾前面，開始說，例如：「各位女士、各位先生，今晚的題目是：印度人對神的概念。」然後字句會自動在心中流現，不知不覺中，整段演講就成形了。

問題是，到了早上，我們會把前晚成形的東西給忘掉。因此，我們應該利用早上從睡眠轉化為完全清醒的過渡時段，把整個演講的流程清晰地在心中再跑一遍。那你真正在演講的時候，就絕不會忘記，這些字句會自然不費力地流出來。

我用這個方法在兩個月之間構思了四十段演講。所以我真正是躺著學會用英語演說的！完全不用花費精力去課堂上課。這些「靈感」究竟是從哪裡來的？我從不去追究。我知道是喜馬拉雅的大師們在指導我。

★

這個故事中還有一個故事。

我停留在漢堡時，忽然想要去體會一下德國的鄉村景致和當地村民的生活情形。我跟漢堡當地吠檀多學社的會長借了一輛單車，騎到附近的一個村落中。我向第一個遇見的路人打聽，而他正巧是教英文的老師，所以我們能交談。我表明自己在漢堡學習，想認識一下德國的鄉村生活，不知道是否有地方可以暫時借住？他想了一會兒，就帶我走入村中，沿路問了幾個人，看誰可以幫上忙。

最後，他問到一位女士（她是音樂老師），她看了我一眼就驚呼：「你是喜馬拉雅的大師派來的，我會幫你找到住宿的地方。」那時是一九五四年，在德國一個不知名的村莊裡，她怎麼會知道喜馬拉雅大師，又怎麼會知道我和喜馬拉雅有什麼關係？她就告訴我的嚮導該怎麼走，而這位好心嚮導也繼續為我這個年輕的陌生人施以援手。他帶我去另一位女士家中，她正巧有一間空房。而我此後沒再遇過那位音樂老師。

★

接下來是另一個故事。

所以，是喜馬拉雅的大師們教我用英語去演講，他們非教會我不可，因為我是在為他們服務！

兩個月後，我回到倫敦，借住在當地印度僑民會會址所在的一個不起眼的小房子內，然後宣布我將在此地開課。大家以為我會如常以印地語講課，誰知道我是以流利的英語開講。

「什麼？小學士君，你去德國做什麼？是否在那邊上學讀英語？」我只能含糊其詞地回答，因為我無法把這個「法門」教給別人。其實哪有「法門」可言？該有什麼境地，它就是自然而然來到的。後來我才學到，原來這是「天恩」。

★

其後幾年間，人生的種種責任接踵而來。我先是到中美洲蓋亞那定居，服務人群，結婚成家。一九六二年，我的第一個孩子誕生。經常有人問我：「你未來有什麼打算？」我的回答一向都是：「該來的就會來。」一定有很多人聽了會搖頭嘆息：「這位看來很有責任感的新婚年輕人在說什麼？難道他對未來沒有打算嗎？」

其實內在的那個我，一直在等聖人的呼喚。如同我先前所說，「我從不計畫未來。人為的計畫太費勁，總是有掙扎。天意比較容易跟從，它們自自然然就發生。」

有一天，我在當地道院學校的午休時間，回到我們居住的小屋中，我躺著處於一種非睡眠的睡眠狀態（我從小就會這個本事了），接收到自己的任務。四十五分鐘之後，我從臥房內走出來，對我親愛的妻子宣布：「我現在要去英國。」

「什麼？這麼突然？」

「是的。」

我連機票都買不起，可是一旦天意已定，就自然會給你法子。於是，我在倫敦於一九六五年取得文學士文憑，一九六六年取得文學碩士，一九六七年在荷蘭完成論文，得到文學博士學位。接著，美國的明尼蘇達大學直接任命我為副教授教導梵文，而我連履歷表是什麼都不知道，也根本沒有正式申請職位。我將妻子和兩名女兒從蓋亞那接到美國定居，在大學教職員宿舍住了兩年後，買了我們自己的家。

接下來的期間，我必須把真正的我在大眾面前藏起來，可是內心仍然每一步都聽從那個指引而邁進，我無法對人解釋這一切都不需要我介入，是自然發生的。

我們搬到美國兩年之後，我的上師出現了，然後一切又回復到我原本的個性，我原本的人生目的。他教我做放鬆法、瑜伽睡眠法。噢，原來這就是我在書本中讀過的放鬆法和瑜伽睡眠法，而我小時候早就會了。這些我都很熟悉，但是有一點不同，在大師的指導下，除了學會一些技巧層面的東西，還會進入更深的瑜伽睡眠層次。並不是每個人都可以不用這些技巧而進入瑜伽睡眠，所以懂得技巧也是很重要的。

其後，更深的瑜伽睡眠境地變成了我平常所處的境地，我慢慢發現，這個境地還有別的應用方式，然後我又不再需要使用到技巧就可以進入更深境地。這時，技巧唯一的用途，是拿來教導還沒有辦法直接進入這個境地的人。

就如同靜坐的功夫進步到某個階段，就一定會發生一個現象，那就是任何原本需要長時間做的功夫，到此時所要用到的時間會越來越短。其次，我可以直接、毫不費力地進入某個想要去到的境地，不用經過那些開始和中間的步驟。

不久後，我發現自己不用躺下來，也可以進入瑜伽睡眠境地。我學會把瑜伽睡眠法應用到其他許多的目的上。例如，要找解決問題的方法、做出重要決定、對哲學經典裡文字的困惑找出解答等。因此，**瑜伽睡眠法可以成為我們直覺的活水源頭**。

要做到這個地步，我們要先躺下來。或者使用漸進的一步一步方式，或者，如果是已經學會運用天恩的人可以直接進入，你把要問的問題置於腦後，不要刻意地去想它（這一點非常重要），然後進入瑜伽睡眠的洞穴中（我很難說清楚這個洞穴要怎麼進入，你必須要找到一位合格的導師帶你進入）。此刻，你心中沒有任何有意識的念頭，然而，當你從這個境地出來時，答案會自然浮現在心中，就像是無中生有一般。

記得，有一次我讀到聖人威亞薩為《瑜伽經》所寫的釋論中，他引用了另一位大師的權威言論，但是沒有註明出處，我想找出原文，可是花了幾個月翻遍各處，就是找不到，最後我暫時停止這種漫無止境的搜尋。有一天，我躺下來，進入了那無眠而眠的狀態。突然間，我從「睡眠」中醒過來，伸手摸向床邊那排書架，抽出摸到的第一本書，隨意翻開，咦！原文就在眼前。

練習瑜伽睡眠法，乃至於只練其中簡略的步驟，對我自己的健康問題都有很大的幫助。

譬如說：

1. 在長時間工作時，不論是站著或坐著，我都可以快速進入心穴內做瑜伽睡眠，獲得短暫休息後繼續工作。
2. 走動時，我常常會心絞痛發作，但我訓練自己避免依賴硝化甘油，即使正在馬路邊上，我也會在原地站著，然後進入心穴內減輕心絞痛。
3. 長時間教課或開會時，心絞痛也容易發作，我就暫停一、兩分鐘，坐在原地進入心穴內休息。我的心臟病史將近有三十年，而瑜伽睡眠就是我能夠勉力繼續講課的原因。
4. 我在歐洲的學生以訪問我的方式，製作了一部教學影片，片名是《汝即彼》（*tat tvam asi*）。有一段畫面是要我一面說話，一面沿著一排樹走。那個當下，我的心絞痛發作了，我選擇繼續講下去，就把背靠著一棵樹，然後說《奧義書》裡面提到樹幹內的汁液會往上流動的隱喻。即使我在講話中，也能同時進入心穴內休息，在現場拍攝的工作人員都不知道我心臟病發作。

大約在同一個時期，我發現了另一個很有用的瑜伽睡眠的應用途徑。我剛到義大利的佛羅倫斯，第二天要出席市政府安排的，在當地著名大教堂舉行的一場重要演講。

我告訴接待者：「我不會說義大利語，可是很希望能在次日的演講中穿插一段靜坐導引。」

他說：「沒問題，我會為你翻譯。」

可是，除非我完全沒辦法說當地的語言，我向來不太喜歡由別人幫我口譯靜坐導引。因為這麼一來，我進入靜坐時語音的音頻就打了折扣。靜坐導引的人最好要經過特別訓練，聲音要能夠傳遞靜坐的狀態，而不只是翻譯成另一種語言。

我說：「我們試試另一個辦法。」

於是我躺下來，進入大休息式，讓他坐在椅子上。

我說：「我會一句一句講，你就直接講出義大利語的翻譯。」

我們如此做了一次後，我謝謝他的幫忙。臨走前，他建議我們明天去演講之前可以再做一次。我說，不必了。他走後，我繼續做大休息式，在心中把義大利語的句子再溫習一遍。

第二天，我引領出席的聽眾做了一次二十五分鐘的靜坐，全程用義大利語進行。

第三天，在另一個地點，我已經能夠用義大利語簡短地解釋了瑜伽哲學。此後，我能逐漸增加義大利語演講的長度，因為我已經了解了這語言的結構。

這麼多年以來，我過著極端忙碌的生活。我自己有個家庭要顧，要經常去世界各地講學和大家見面，要為上師的使命奔波，要寫書，要解答各國友人和學生的疑問，要募款，要處理協會的行政事宜，要找時間靜坐，同時要跟糖尿病、心臟病對抗。

所幸，我得到瑜伽睡眠法之助，能夠將自己的睡眠時間壓縮到每二十四小時只睡三個半小時。我小時候讀過，瑜伽大師只需要睡三個半小時。我的上師也對我說過，他只睡三個半小時就夠了。我的心願就是要做到跟他們一樣，因為勤練瑜伽睡眠法以及左右鼻孔交替呼吸法，我終於做到了。

在養身方面，我發現每當受到干擾，就會立即感到昏昏欲睡。所謂的干擾是：一、任何餘留的慍怒感，二、違背梵行的念頭，三、如廁後，四、進食後，五、任何負面的情緒（它總是會消耗你生理和心理的能量），六、其他某些特定的念頭和行為。當受到干擾時，我就靠著做簡易的瑜伽睡眠法和左右鼻孔交替呼吸法來克服。

很多年之後，我陪同上師去了印度旁遮普地區，那是一位非常崇高的錫克教派聖人所屬的教區，我用非常流利的旁遮普語向一群十萬人的錫克信徒演講。

上師有個習慣，他不會為我所做的任何事而稱讚我，不會為我的任何成就而向我道喜，目的是訓練我完全獨立，在情緒上不要有任何依賴。所以，他在極少的情況下對我有些許正面的評價，哪怕只有幾個字，縱然十分低調，已經抵得上千言萬語。

拜會那位錫克聖人後，上師和我回到了我們的道院。

那天晚上，我待在自己房中，他從他的房間打了電話給我，問：「你在哪裡學到如此流利而文雅的旁遮普語？」

我回答說：「斯瓦米吉，請您問我在那裡學會用英語授課。」然後告訴他，我利用瑜伽睡眠法所做的實驗。

其後，他就對人說我因為善用瑜伽睡眠法而變成了語言大師。

上師在一九九六年捨身而去。後來，我又在好幾個場合使用了那個方法。例如，有一次我要向一群穆斯林的朋友以烏爾度語發言，我長途跋涉來到會場，只剩下十分鐘的時間，我就利用這段時間，在無眠而眠的狀態中，於自己內在「看到」即將要做的演講。

這的確能簡化人生許多不必要的事。有誰願意花費時間和精力坐在教室裡，攤開文法課本去記住那些規則！

很多人要求我教他們用瑜伽睡眠法來學習語言的技巧。要我怎麼教？我還有很多瑜伽睡眠法的實用例子，就不逐一說明了。

Chapter 02

認識睡眠的本質

大家以為睡眠就是去睡覺，沒什麼好講的，也沒有什麼技巧可言。其實並非如此。你們都知道，良好的睡眠對於保持心地的平靜是絕對必要的。而且，如果你沒有睡好的話，打坐的狀態就不可能會好。

記得一九七四年，我們有一團一百五十人，跟著斯瓦米拉瑪從美國去到印度，我負責招呼團友。這絕不是件輕鬆的事，很多人水土不服，飲食不慣，還有諸多的抱怨。

好不容易結束了第一天在外面的活動，將大家都送回德里的住宿酒店。我拖著疲憊的身體去斯瓦米拉瑪的房間向他報告，簡單講完後，我就告辭，說要回房去靜坐。他對我說：「不，不，不，你去睡覺。你沒把睡眠給補回來，靜坐的狀態絕對不佳。心中想著神入睡，等睡醒了再靜坐。」

有的人一靜坐就打瞌睡，這是個需要重視的問題。因為你身體累積了大量的疲勞，比你能意識到的還要多。每次我們去參加靜默營的時候，頭兩天斯瓦米拉瑪總是會要大家盡量睡，把身體中繃緊的部分給放掉，因為我們肌纖維中儲藏著大量的緊張，我們的心中也儲藏著大量的緊張。

然而，睡眠的祕訣不在於睡了多少小時，而在於睡眠的品質。所以我們需要了解並增加我們睡眠的品質。什麼是良好的睡眠？在瑜伽，我們一向會把日常的活動帶入哲學的層次，因此我們需要了解睡眠的哲學理論。這是不可避免的，因為我們看事情從來不是把它孤立起來，只看它本身，而是要連同整個事情的大背景環境一起去看。

講到睡眠，我們會先想到宇宙睡眠。神創造了宇宙，繼而消融了宇宙。根據印度的神話，在宇宙消失的期間，神就睡在一條蟠踞的巨蛇身上，而這條永恆的巨蛇又是浮在布滿乳汁的大洋上。這條蛇有一千顆頭，形成了一個傘蓋，神就睡在傘蓋下。每個神明都有祂最喜歡的睡眠場所。希瓦（Śiva，又譯濕婆）是去到岡仁波齊的山頂，毗濕奴是在盤踞的永恆巨蛇身上，大梵天則是在蓮花上。不知道毗濕奴睡在蛇身上，是否因為怕床褥中有蟲會咬祂？我們的心中就是因為有蟲，所以會睡不好。

從宇宙的角度來講，睡眠是進入一種停止、消沉的狀態。物理學上有所謂「熵」的理論，說所有的物質都不停地在衰退直到崩壞。問題是，「熵」是否能夠逆轉？

有一派理論主張，「熵」不可以適用於一切，只適用於無生命的物質體系。無生命物質體系的「熵」，是物質的完全消散。有生命的體系也有「熵」，但是出現崩壞只不過是個重組的現象，會重新再來，這就和印度傳統哲學的「無盡生滅循環」觀點很接近，而且在大循環中還有小循環，它們又構成了一個更大循環中的小循環，如此生生不息。

這種宇宙生滅循環的「熵」，就成為印度哲學中所謂的宇宙睡眠，而我們這些個體、個人都參與在其中。所以當你入睡時，要知道這不只是你個人進入睡眠狀態，而是一個巨大體系的一個部分，我們稱之為「時間之力進入夜晚」。這個時間之力和「熵」的原理非常接近，然而，我們是有生命的，所以我們不是讓自己衰退以至於崩壞，而是讓自己重組。我們從睡眠中醒來，覺得像是被刷新了一般，重新注入了能量。

心的活動現象

現在，我再從一個完全不同的方向來看睡眠。這些重組、刷新是在身體的什麼地方發生的？我還沒有讀過有關這方面的科學研究能指出來身體的細胞在睡眠中發生了什麼變化，或者在睡眠中腦內發生了什麼化學的變化。我知道科學家對睡眠的韻律做過研究，對睡眠時腦波的情況做過研究。但是，我不知道是否曾經有科學家對身體內細胞在睡眠中所發生的變化做過研究，是否細胞停止了分裂。所以我不會觸及那些生理、身體的部分。

我所關心的是，睡眠的原理和靜坐冥想的原理有何相關，而這就要提到幾個詞彙：

vṛtti、saṁskāra、vāsanā，學習過《瑜伽經》的人應該不陌生。

vṛtti 是心的一切作用、變化，動心起念都是 vṛtti（以下稱為心念）。它共有五大類：證量、顛倒、夢想、記憶、睡眠。我就不加以解釋這些分類，請大家自行去研讀《瑜伽經》第一篇第五至十一經。跟我們這次主題有關的是睡眠，它居然是其中一類心念，是心的其中一種活動、一種作用，而一般人以為在睡眠時心是不活動的。

其實，心在睡眠中仍然是起作用的，不是完全不起作用的。你可能會以為這是指在睡眠中做夢的活動，但是我們講的睡眠並不包括做夢的境地。夢境和睡眠是不同的。一般人都有的三種不同的境地，是醒著時的醒境、做夢時的夢境、睡著時的眠境。我們講睡眠的品質，指的是眠境，是沒有受到夢境干擾的沉睡狀態。無夢的睡眠狀態是心的一種活動現象，而這個活動現象的品質，跟你第二天早上醒來後的情緒、精神、神經系統狀態，都有極大的關係。

在講到睡眠品質之前，我們先要了解所謂心的活動現象——心念（vṛtti）——究竟是什麼。根據瑜伽的心理學，無論心中起了任何活動、作用，都會在心中留下印象，稱之為 saṁskāra（心印）；現代心理學也同意這一點。

儲存這些心印的所在，是藏在心中的 āśaya（業庫），意思是靜置一切的所在。凡是一切你所想過的、感受到的，你的每一個念頭、每一次起的情緒、身體所有的動作等等，都登錄在那裡，而不會滅失。它們都在那個儲存處，是處於休眠狀態，等著被喚醒、被叫出來。它們就像是沉澱在湖底淤泥中的石頭，等著挖泥船來挖掘。不幸的是，我們的挖泥船非常忙碌，不停地在挖掘，把它們撈出來。

你們要記住，這些心印不只是我們從外面所吸收進來的。記憶也是一種心念，我們每次回憶到什麼事情，那個回憶的念頭活動本身又會留下心印。每次我們動了一個念頭，這個動念的活動就會在那個隱藏的業庫中留下心印。所以，我們由內在所產生的任何念頭活動，當它浮現到我們的意識層面時，就立即在我們的無意識層面留下印象，成為了心印。這是一個連續不斷的循環過程，心念（vṛtti）成為潛伏在無意識中的心印（saṁskāra），然後心印冒出來到表面意識，成為了心念，心念又沉澱到心的底層成為心印。

你們有時候會覺得奇怪，「最近我為什麼老是會有某種想法，或者動某一種念頭，真不知道是從何而來的？為什麼最近老是睡不安穩？以前靜坐時一向覺得寧靜美好，近來卻感到心不定、坐不住，這是怎麼回事？我是不是該換個咒語？這個咒語對我好像不靈了。」

我希望你們能夠明白，心印像個雙面人，其中一面是你在意識層面能夠體會到的，會在你的平日言行中表現出來。但是，另一面隱藏在底下的是個龐然巨物，記錄了你過去所有的心念活動，連你身體以往每一個細胞所發生過的遭遇都留下了印記。

從受胎的那一刻開始，你的心就在記錄著每一個你曾經擁有的細胞之遭遇，包括它們的生生死死。除此之外，我們自己經歷過無數的生死循環，有過無數次的轉世，那又累積了多少心印！

我們動過的善念、惡念，遭遇過的喜樂、苦厄，我們曾經帶給眾生的喜樂、苦痛，這些都保留了下來，就像是海洋底下的暗流，我們在表面看不見它們，要能潛入深海，才知道下面有各種各樣的潮流。我們看見海洋表層似乎平靜，其實下面有這些不計其數的力道在交互作用中。

所以，在表面意識層面，你無法察覺那巨大無意識層面中之心印的情形。只有當一小丁點冒上來的時候，你才能覺察到。那些儲存在業庫中的心印，有它們自己的運行規則，就像是有自己的生命一般，不是靜止的，而且往往比表層的意識來得更有活動力。

因此，我們一方面說，心念是心印被活化後所表現的形態，心印是心念處於不活動的狀態；換言之，心念是心印在作用中的形態，心印是心念在睡眠中的形態。但是，另一方面，那個潛藏在底下的部分又是非常具有動態的，可是常人無法體認到，即使是最頂尖的心理分析師也無法洞視自己心中無意識的部分，而只能觀察到浮現在表面意識層的心念活動。心理分析試著用推理的方式，建立一套連結意識和無意識的說法，但這並不能直接看見無意識層面中心印活動的情形。唯有大修行人、真正的瑜伽大師，才能見到心印，包括他自己的以及弟子的心印。

你像是背負著一個巨大的電廠，卻不知道它的功用以及它裡面的情況。所以，那些你遇到的情況，像是好的靜坐體驗、不好的體驗、突然的情緒起伏等，除了有生理上的原因，例如內分泌失常、疾病等等，還會受到這個潛伏的心印庫所影響。

心印像是埋藏在枯乾泥土裡的種子，遇到了降雨就會發芽。你人生中的種種境遇，例如，你三輩子前遭遇的某人此刻正巧和你搭乘同一班列車，就有可能觸動並活化這些潛藏的心印，讓你起了某種念頭，而你渾然不知為什麼會突然有這個念頭、這個情緒出現，以為純粹是偶然。這不是偶然，是生命中種種明的、暗的潮流交互作用的結果，是業力的成熟，是業力的果。

這些潛藏在表面之下看不見的心印，會造成你的 vāsanā（習氣），是你的某種傾向、某種慣性、某種喜好。例如，你不知為什麼就是喜歡或不喜歡某種顏色，初次見到某人就是喜歡或不喜歡他，但又講不出究竟是什麼原因，這就是習氣在作祟。

我們在醒著的時候，這個心印世界是活動的，心念成為了心印，心印造成習氣，但是這個習氣不是立即成形，不會立即直接影響到此刻的你。它需要經年累月，乃至許多次轉世之後才變得顯著。在我們睡眠的時候，心印世界中的活動並沒有停止，它只是不再浮現到我們的表層意識中。

我們前面提到，睡眠是一種心念活動的表現。在睡眠中，不是所有的經驗都關閉了。《瑜伽經》的權威注釋者威亞薩說，當我們醒來時知道自己睡得很好，假如睡眠期間是無法經驗到事情的話，我們怎麼會知道自己是否睡得好？假如睡眠是一種經驗缺席的狀態，那麼我們是否能回憶到那個缺席的狀態？這就牽涉到一個細微的邏輯問題，印度的哲學家千百年來為此爭辯不已，核心的問題是「不存在」（abhāva）本身是否能成為「證量」（pramāṇa），做為成立與否的證明。基於某種原因，他們特別喜歡用大象為例。像是他們會爭辯，現在房間裡沒有大象，同意。那麼此地大象「不存在」的事實，是否能夠用來證明這個房間是空的？我不知道你們聽懂了沒有？譬如我問你，你能否記得自己沒有犯罪？「沒有」犯罪是否能成立、能做為記憶？他們會為此爭辯不休。

我要提出來的問題是，假如睡眠是一種「不存在」心念活動的狀態，你是怎麼能回憶到它的品質如何？你對任何事情有所記憶的前提是，那件事情存在。因此，你能記起自己睡眠的品質，就表示在睡眠中「存在」了某種心念的活動。當然，對此你可以提出很多反面的論點，但我們不需要針對這個題目繼續爭辯。

你需要明白的是，我們在睡眠中，心念的活動沒有完全停止。也就是說，心不會完全進入睡眠狀態。如果睡眠時整個心的作用都停頓了的話，誰能記得自己睡眠的品質？誰在控制肺部的呼吸活動？誰在維持心臟的跳動？誰在維持消化的活動？你睡到床的邊緣時是誰提醒你小心不要滾落床？有人呼叫你名字時是誰在聽？

我個人的睡眠時間非常不固定，這很不幸，因為我只有在夜晚無人打擾的時候，才有時間處理一些事情；只有在深夜，我才有時間寫作，才有時間靜坐，所以我幾乎從來不會在清晨三點以前就寢。但是，不管我多麼疲倦，不管我幾點鐘上床，都會先決定自己只能睡多久。譬如說，我三點去睡，然後必須在早上六點起床的話，我就告訴自己要睡三小時，三小時後我就會醒來，如果我只能睡兩小時的話，就睡兩小時。我不用鬧鐘或別人來叫我，就算我有設定鬧鐘的話，也會在鬧鐘響即將響起之前醒來。有時候在繁忙的日間，如果距離下一個會談還有五分鐘的空檔，而我需要休息的話，就告訴自己「五分鐘後醒來」，然後閉眼睡去，五分鐘一到我就醒來。

我小時候讀《薄伽梵歌》時，注意到神主奎師那用好幾個名號稱呼阿周那王子，其中一個是Guḍākeśa，意思是勝眠者，已經戰勝、征服睡眠的人。我就對自己說，我一定要學會這個本事。雖然我還沒有完全精通，但是我已經學會的，就會和大家分享。

好，那麼我們在睡眠時，究竟是誰在幫我們計時？誰在守護著我們不翻落床？誰在控制我們器官的活動？這些都表示，在睡眠時我們的心不會全部進入睡眠，其實只有心的一小部分，那個表層意識的部分，是在睡眠。那個表層的意識是會變易的，所以我們會有醒境、夢境、眠境的變化。心的其他部分，不會有醒、夢、眠的變易狀態，而是有它自己的活動和作用。

在睡眠的時候，原本醒覺的心念能量是處於消沉的狀態，融入了心印中，不過並不是完全如此，還是有些許模糊的心念沒有消沉，它們像是一團雲霧，蓋住了你的意識，有時候是濃厚的，有時候比較淡薄，所以有深眠和淺眠之分。懂得如何正確運用睡眠的話，它就會是個獲取能量的絕佳來源。

清醒意識的睡眠法與三種質性

我查了古代的典籍，試著找些關於睡眠的故事，但是沒有找到我想要的。關於夢境的故事很多，關於睡眠的就不多。

有一個故事說，遠古時候，有位皇帝名叫穆丘昆達（Mucukunda）。那時，宇宙中的正邪兩方勢力在激烈爭鬥，天人為了保護三世界，和阿修羅惡鬼展開大戰，可是，天人這一方因為沒有善於領軍的統帥，所以不敵阿修羅。於是，天人尋遍宇宙，找到了穆丘昆達這位凡人世界中的帝王來領軍，終於開始在戰事中占得上風。

然而，天人們始終覺得不該讓凡人來領導，於是就去祈請希瓦生個兒子來領軍。希瓦應允天人所請，就結婚生子，其兒子長大後成為最完美的領導。

這個故事很長，我們必須略過許多細節。

當希瓦的兒子接手之後，天帝為了對穆丘昆達表示感謝，就請他提出任何願望，天帝都可以讓它成真。穆丘昆達表示，自己經歷了長久的戰事而備感疲乏，只希望能回到世間，不受打攪地好好睡上一大覺。於是，天帝為穆丘昆達在山中找到一個祕密洞穴（這個洞穴是個隱喻），讓他躲在裡面睡覺，他想睡多久就睡多久。天帝還賦予穆丘昆達一個力量，如果有人敢在他睡眠的時候來打攪的話，穆丘昆達只要一睜開眼，就會有一道強光從他眉間射出，可以在瞬間將來人燒成灰燼。於是，穆丘昆達躲在洞中，睡了極久極久，直到宇宙都進入了另一劫。

此時，人間有一名殘暴的君王四處征戰無敵，聽說奎師那善戰，於是領軍攻打奎師那的國家。兩軍對峙時，奎師那忽然逃跑入山，靜靜地進入了穆丘昆達睡覺的洞穴。那位君王緊追不捨也跟著進去，在黑暗中盲目追殺。穆丘昆達受到打攪，睜眼一看，立即把君王燒成了灰燼。

如果你深入研究這個故事，正邪戰爭、山中密穴、眉間強光都是隱喻，懂了的人可以因而得到啟發，獲得很大的力量。那個祕密就是我們所謂的「瑜伽睡眠」（yoga-nidrā）。

我們的靜坐是連結清醒境地和三摩地之間的一座橋梁。瑜伽睡眠是連結睡眠境地和三摩地之間的橋梁。靜坐中的人在進入三摩地之後，出定了是回到清醒境地。瑜伽大師可以利用瑜伽睡眠法，從睡眠中進入三摩地，然後再從三摩地回到睡眠境地，中間不需要醒過來進入清醒境地。**瑜伽睡眠法的其中一個特點是，你對於自己周遭的一切都能完全覺知，同時也處於完全休息的狀態。**

你要學會這個保持清醒意識的睡眠法，就必須要先懂原物的三個「質性」（guṇa）：悅性（sattva）、動性（rajas）、惰性（tamas）。幾乎所有學習過瑜伽理論的人都聽過這些名詞，如果你不熟悉的話，請務必去閱讀《薄伽梵歌》的第十四、十七、十八章。自然中所有的能量、所有的勢態都是由這三個質性所構成。大部分的人沒有真的弄懂這三個質性，真懂了的人，就能將它們應用到人生境地中，每當自己動了一個念頭、起了什麼情緒，要能夠分辨出它是屬於悅性、動性或是惰性的。

我們人生的運作，都必須要靠這三個質性。悅性是純潔的、和諧的、光明的、輕盈的、清明的、覺知的。動性是動態的、方向性的、不穩定的、活動的。惰性是不動的、靜態的、黑暗的。

有的人認為，動性和惰性必定是不好的、惡的，悅性必定是好的、善的。其實並非如此。例如，惰性可以是停滯，但也可以是穩定性。你在判斷自己的狀態時必須要非常小心，自己此刻的念頭、情緒、人生究竟是屬於什麼樣的惰性。

有的人以為自己的婚姻很穩定，其實是停滯，一點動靜也沒有，夫妻之間完全沒有互動。

先生每晚坐在電視機前好幾個小時，像個白癡一樣，如此日復一日，年復一年，兩人之間甚至連吵嘴的心都沒有。這種情況還不如偶爾吵個嘴，至少有點動性。不要把停滯誤認為是穩定。如果食物中沒有惰性的話，就不可能化成你的身體。你身體有重量、有體積，這都是因為惰性而有。

當惰性超過了某種均衡限度時，你就需要動性。例如，你需要刺激的調味料或食物來幫助消化。有的人想從惰性直接跳到悅性，在吃了一頓大餐之後立即去靜坐，或者覺得愛睏昏沉時，以為靜坐能調整精神狀態，結果靜坐反而成了惰性的經驗。要從惰性到悅性，必須先經過動性。覺得身體沉重，精神不振，就應該起身動動，走動一下，去散個步，然後才回來做悅性的靜坐。

所以你要明白，惰性不只是停滯，它也為宇宙世界帶來穩定。地球會轉動是因為有動性，地球有地心引力是因為惰性。假如沒有惰性的話，地球的運行就沒有了固定的軌道，會被動性帶得到處跑。因此，**悅性、動性、惰性能夠平衡，才是重點**。當然，到了最終地步，一切都要捨，連這三個質性都要放掉，才是終極的解脫，即本我的獨存。但那是另一個層次。

在我們目前的層次，可以說悅性是王，動性和惰性是下屬。在你做出任何選擇之際，在你經歷到某種情緒之際，在你動了某種念頭之際，你需要檢視自己那個時候是哪一個質性在主導，你能如何去平衡它們。你經驗到的樂，是來自悅性。你經驗到的苦，是來自動性。你經驗到的麻木昏沉，是來自惰性。

我們都不願意承認自己是麻木昏沉的，可是不管願意與否，我們的心識中都有某一部分是被惰性所主導，而我們察覺不到那個烏雲，往往要經過一段時間之後才醒覺，天啊，我居然如此之蠢，怎麼竟然沒有看出那個真相！不幸的是，我們一直離不開麻木昏沉，所以，真正開悟了的人才會說，世人都在沉睡中。如果我們能完全擺脫麻木昏沉，就會成為全知者，一剎那間可以洞視我們的整個生命，就可以知曉過去和未來。我們的無知，比起我們的所知要大得多。每當你想像自己所不知的，就足夠讓你覺得卑微。

為什麼我們無法有全知？因為被這個惰性的雲霧所遮蔽的緣故。即使我們在清醒的時刻，仍有很大一部分是在睡眠中。你要回想我在前面說過，即使我們在睡眠中，有很大一部分是醒著的。要想想這是什麼意思，有沒有矛盾。瑜伽修行就是要喚醒你的警覺力，變得更有覺察力。我們的覺知力是如此淺薄，實在令人驚嘆。若你能在自己清醒的時候培養出更敏銳的覺知力，才能開始掌握睡眠之道。

我的上師教過我一個認出好弟子的方法，他說，不要去看他做了什麼或沒做什麼，乃至於他殺過人，都不要管，只要去看一點，就是他懶散的程度。懶散之人是不成的。從弟子的角度而言，你要檢查自己，努力克服自己的懶散，當懶散越來越小，你就會變得更有警覺力，更有覺知力，才能領受更高深的教導。

所以，我們不是從世俗的好壞觀點來評價弟子，那就是他教我的方法。

控制睡眠

現在回頭來分析什麼是睡眠。之前我們說過，根據《瑜伽經》，睡眠仍然算是一種心的活動，是心的一種作用。睡眠是心專注於「不存在」，心以「沒有」為對象。心處於「否定」狀態，是在對清醒時和做夢時所生起的那些心念作用說，「不是」、「不是」，而此時惰性成為了主導的質性。

那麼，睡眠和三摩地的區別何在？睡眠時，心以惰性為所專注的對象，成為停滯狀態，這就是區別所在。至於陷入昏迷不醒的人的心地是什麼狀態，那是另一個題目，就不在此討論了。

雖然說睡眠時是惰性在主導，但是並不代表悅性和動性消失無形，睡眠還是可以分為悅性的睡眠、動性的睡眠、惰性的睡眠。因為任何的心、物，都是由這三種質性所構成，不可能只剩下某一種質性。因此，沒有任何的人或事是絕對的善或絕對的惡，古籍中就有很多大惡人在一念之間轉變為聖人的故事。

先前說過，你早上醒來時會知道自己前晚的睡眠品質是好或不好。如果你醒來時覺得很輕盈，很警覺，能集中注意力，那就是有了悅性的睡眠。如果你醒來時覺得自己睡得很不安穩，心無法集中，那就是動性的睡眠。如果你醒來覺得自己睡得很昏沉，還感到粗重疲憊，思想遲鈍有如在雲霧中，心不能集中，但也不是游移不定，那就是惰性的睡眠。你要學會如何掌握、克服睡眠，先得學會如何改善睡眠。

改善睡眠的第一步，是要避免惰性的睡眠，其次是避免動性的睡眠，逐漸地把自己的睡眠調成悅性的。能做到這一步的話，縱然你睡眠的時間不夠充足，但只要你有去睡，當你醒來時應該仍然能感覺輕盈而有活力，你會是和藹可親而樂於助人，你和人講起話來絲毫不會給人懶洋洋或是惱怒的感覺。那就證明你能控制並征服了自己的醒、夢、眠意識狀態。瑜伽就是要能做到這樣。

斯瓦米拉瑪說：「我這條路不要你精通，而是要能征服。征服你自己內在的一切。」

記得有一次，一位年輕人來找他，要求出家成為斯瓦米。

斯瓦米拉瑪問他：「出家人要捨離一切，你有什麼可以捨離的？你有學位嗎？你有財富嗎？你有事業嗎？你有聲名嗎？有著書立說嗎？你成家了嗎？有子女嗎？有房子嗎？你一無所有，談什麼捨離！去！先得到這些東西，再來找我談捨離。」

我們喜馬拉雅瑜伽學院的校訓是「行事練達即瑜伽」（yogaḥ karmasu kauśalam），這句話出自《薄伽梵歌》，瑜伽是要能辨事，而且要有辨好事情的技巧。瑜伽不是坐著冥想，其他都不理；瑜伽不是遁入山林。心不能定的人，心中噪音很多的人，遁入了山林就會在山林中製造噪音。你心中動性過剩的話，無論去到哪裡，都會把自己周遭的環境變成是吵雜動性的。如果你心中充滿了悅性的話，即使在最喧鬧的搖滾樂演唱會中，你都能冥想。

我寫作時，孩子們在房中玩耍，跑來跑去（譯按，此時斯瓦米韋達尚未出家，育有四名子女），對我的思路毫無影響。老實說，除非你走過來搖動我的身體，我從來不覺得噪音能干擾到靜坐。能征服自己的人，就能不受外面任何動性、惰性干擾的影響，那才叫做精通。

不過，我要提醒大家，特別是那些非常嚴肅的人，你學習瑜伽、練習瑜伽，記住不要張揚，不要炫耀。你做什麼是你的事，不要強加於自己的家人，不要試著去改變別人。以前我也會犯下這樣的錯誤。還有，像斯瓦米拉瑪這樣的大師在帶學生的時候，他會根據學生的情況決定學生該練什麼、該怎樣練，會因人因時制宜，沒有一成不變的。

然而，很多人堅持只有自己學到的才是正確的，「這是斯瓦米拉瑪親口說的！」「我們一向都這麼做的！」或者主觀成見很深，「這是不好的，不可以做！」「這是好的，一定要做！」或許這是因為遵守固定的規則能帶來安全感，但不去思辨規則背後的原因及道理，如果再強加於別人的話，就是行事不夠練達，沒有技巧。如此徒然惹人反感，成不了事。

訂任何的規則時，一定要考慮到是否對人有益，是否恰如其分，是否能讓人心悅誠服，不要去查書，不要因為是斯瓦米拉瑪這麼說的，不要因為是我這麼說的。你們有些人聽了這番話大概會很高興，「現在可以為所欲為了！因為這是艾瑞亞博士（譯按，斯瓦米韋達出家前的名字，Dr. Usharbudh Arya）親口說的！」結果你還是在訴諸權威。

有人問，該如何征服睡眠？首先，你要了解，究竟是什麼讓我們非睡不可，什麼讓我們嗜睡？以我自己為例，我告訴過你們，我的睡眠時間非常不固定，幾乎從來沒有睡夠。我靠著做調息法、瑜伽睡眠法、淨化法等等。然後，每當有空檔的時機，我會補眠。不過，我告訴你一件事，我周圍的人都知道，我極少打呵欠。也許半年才有一次。

那麼，究竟你非睡不可的原因是什麼？第一是粗重的東西，你的飲食習慣。這個應該不意外，大家都知道不要吃得過飽。我的辦法是，少吃五口。每一頓飯在快要吃飽之前就停下來。所謂五口是個大約的概念。剛開始的時候，可以從少吃三口做起。你們回去就開始試，我要看有多少人能堅持下去。這沒有藉口，不要說，這實在太好吃了，還是從下一餐開始執行吧。

控制口腹之慾，包括控制食量以及對口味的節制，才能控制睡眠。這是原則，但不要當成教條，你要學會找到自己食量和口味的平衡點。同時，記住要默默為之，不要張揚。如果你出席一場盛宴，何妨享受一下，只要不過分即可。不要高調宣布自己的飲食方針，擺出神聖不可侵犯的姿態。「我是不會吃這種甜食的，裡面都是人工的東西！」你不吃就罷了，何必說這類的話，讓別人掃興，引人反感。記住，要謙遜，不要自命不凡。

第二個會讓你控制不了睡眠的原因，是對性的欲念。很多結了婚的人來找我諮詢，認為自己夫妻之間的性生活不理想，覺得對自己的妻子或是先生不滿意。因為這個不足感，所以你清醒時有一半的時間是在想著性事，起了種種的綺念，不停地在消耗你心念的能量。你必須要正視這件事。我絕不是要你成為禁慾之人，但是你要知道，對性事的幻想會消耗你很多能量，讓你感到疲勞。也許你不視之為身體的疲勞，不過你做事的效力絕對會大打折扣。

我講的效力，是瑜伽士的效力。例如，你太太多年來告訴你不該做某件事，你的家人一直勸你不要做某件事，你都不停下來。有一天，你遇見一位瑜伽大師，他說你不該做這件事。忽然間你醒悟過來，從此不再去做。為什麼？祝福是有力量的。反過來說，詛咒也是有力量的。大師的專注力使得他的言行有效力。我們就不行，因為我們把能量給消耗掉了。

要改善性生活是有幾個原則的。第一，要以對方的樂感優先。很多人只顧著滿足自己，將對方視為洩慾的工具。這是不對的方式，是自私的表現，結果雙方都不會得到滿足。第二，更重要的是，樂感的強度和頻率是成反比的。

多年以前，我也在靜坐和性生活兩者間掙扎，我非常清楚禁慾能讓靜坐更得力，也能讓我的言語更有效力，別人更能感受到我的愛，如此對別人更有幫助。然而，我有家室，並不是出家人。所以我去問上師，該如何取得平衡。他從不多言，總是言簡意賅，你必須要仔細聽他說話。他說：「你要作主，能作主就不會失去力量。」這是什麼意思？我告訴你，要在性事上完全作得了主，是要苦行，也許會用上三十年才能有成。世上只有非常、非常少數的幸運者，能在年輕時用較短的時間做到。

至於其他的人，祕訣是，性生活限於你和自己的伴侶從事性行為時才有，其他的時候不可放縱自己。意思是，不要放縱自己一直去想它。這個的反面是一直留意去避免想它，這是另一種放縱。逃避其實是一種更強大的吸引力，越是逃避去想它，就反而更是在想它。你聽懂我的意思嗎？你在其他的時間要保存自己心念的能量，你的睡眠就會是悅性的。我知道這不容易做到，但是值得去試。

第三個會讓你控制不了睡眠的原因，是破壞性的情緒，這會讓你很容易疲勞。即使身體不感到疲倦，但是受到情緒的拉扯，你的心力會被消耗精光。破壞性的情緒很多，例如惡意的念頭、報復的念頭、憤怒的念頭、貪婪的念頭、黏著的念頭、驕傲的念頭、嫉妒的念頭、小心眼等等都是。

你要培養正面的情緒，要經常說行、可以做得到。有的人見到什麼、聽到什麼，第一個反應是不行、不可能，不敢接受改變；他會質疑，會想出很多反對的理由。這其實是一個很大的弱點。有的人不喜歡去異國旅行，因為害怕改變。

悅性的心地才是堅韌的心地。堅韌的心地不會批評及譴責別人。我剛到美國時，是帶著某些道德標準。我會用自己的標準來評價他人。後來，我遇見了上師，很驚訝他身邊居然有這麼多「不道德」之人。

他對我說：「你走在這條路上，你的工作就是去幫助這些人。」他問我有沒有看見別人的優點，我說，有的，例如某某人具有某些優點。他說：「很好，去幫他加強那些優點，他的缺點就會被優點所克服。」

我們要培養悅性的情緒、悅性的念頭，以悅性的觀點去評價他人，這樣的心是有韌性的心，你會驚訝這樣的心和身體的負荷力能到什麼程度。

入睡及睡醒的轉折

還有一個能幫助你控制睡眠的方法是，要認識到什麼是心識的轉折，要把握心識在轉折的那個時機。每天早上你醒來，那就是一個轉折。晚上睡覺，也是一個轉折。當你的呼吸發生改變，是個轉折。開始用餐，是個轉折。用完餐，是個轉折。這些都是轉折，是重要的轉折點，需要留心觀察。

我們的整個生命是一個句子。從你受胎的那一刻開始，你的意識就在不停地發展、發展、發展。這個句子仍然在持續中。每一個念頭接著前一個念頭冒出來，不停地持續著，並沒有斷掉。

你從受胎那一刻開始到現在，所有的念頭都是這個句子的延續，比任何作家能寫出來最長的句子還要長。你晚上入睡的最後一個念頭，就是你早上醒來的第一個念頭，不會斷掉。你今晚入睡時的念頭和情緒，決定了你明天早上醒來後的念頭和情緒，為你明天的心情定下了調。因此，你為了明天著想，要注意自己今夜入睡之際是帶著什麼念頭。所以，我說一日之計不在於晨，是在於夜。

要注意到那個轉折的時刻，不要讓它變成心念渙散或是隨意的時刻。因為我們不知道在心印的庫房中是什麼情況，如果你不留意，那個時刻就成為心印浮現出來的時刻，然後那個心印又延續到明天早上，因此你就失控。有的人在臨睡時看暴力的影視、讀羅曼蒂克的小說，你早上醒來時就帶著那種心念。所以你對這個轉折點一定要小心，要留意。

睡覺時，要帶著冥想的心態入睡，全然放鬆地入睡，默默而堅定地作意：「心啊，請輕柔。」有一段出自《吠陀經》的禱詞，可以常在晚間誦念：「**噢，火神啊，於我睡眠時，請你醒著，護衛我，到早晨時喚醒我。**」（**Agne nidrāṃ mayi suptiṃ pratīkṣya rakṣa māṃ prātar bodhaya.**）我們的內氣能量之火，永不睡眠，在身體的城中巡迴，有如守護的衛士。這就是在跟我們裡面的火說話。

在印度的道院中，我們每晚臨睡前都要唱誦的一個禱詞叫做〈希瓦正願〉（Śiva-saṁkalpam），一共有六段，就是在作意，告訴自心，願自心整個晚上都能充滿美好、仁慈、神聖的念頭。我建議大家去學起來，每晚誦念大有益處。如此你做夢的品質會改變，你睡眠的時間也能夠減少。不過，雖然睡眠減少了，你醒來時反而會覺得輕盈。睡眠的時間少了，你就會有更多的時間用來靜坐。

只要你的睡眠變得更具悅性，你靜坐時的妄念雜念就會變得更少。

你們要養成一個習慣，就是在你行將入睡的時候，要讓心平靜下來，讓心安靜。那是個重要的時機，是個轉折點，是非常珍貴的時刻。這個轉折點要讓它像是個黎明時刻，而不是昏暗降臨時刻。要學會讓心盡可能地清澈、盡可能地平靜，讓心盡可能地脫離塵世的漩渦，然後才睡著，你就會有段美好的睡眠。

當你醒來之際，在還沒掙扎著起身時，讓那個時刻成為你祈禱的時刻。讓你醒來的第一個覺知念頭進入祈禱。你知道我們早上做什麼祈禱嗎？其中一個是商羯羅阿闍黎寫的〈黎明誦禱〉（Prātaḥ-smaraṇa-stotram），共有三段，希望你們也能學起來。這是在醒來之際要做的祈禱，不是在靜坐時候的禱詞。

prātaḥ smarāmi hṛdi saṁsphurad-ātma-tattvaṁ

sac-cit-sukhaṁ parama-haṁsa-gatiṁ turīyaṁ,
yat svapna-jāgara-suṣuptim avaiti nityaṁ
tad brahma niṣkalam ahaṁ na ca bhūta-saṅghaḥ.

黎明時分，在這神聖的時刻，我將心念朝向那個在我心窩處閃爍的本我自性。
那是存有—覺性—至喜之總和，是所有似天鵝[1]的至聖達至之終極目標，
就是那永恆普及於醒、夢、眠三個境地的「第四」。
我就是那個無間、永恆之「梵」，吾即彼，而不是這個由種種物質元素聚合而成。

這是那個誦禱的第一段，就是要我們在早上醒來的那個神聖時刻，記起自己的本我自性。還有第二和第三段，我就不在這裡介紹了。

你能用梵文的原音來誦念最好，它的音韻非常美。如果無法記得梵文的話，就在心中想著禱詞的意思也行。這就是在轉折的時機要做的祈禱。當你虔心誦完這三段禱詞之後，就會完全清醒，不必掙扎醒過來。

我們這裡所謂的祈禱，並非是宗教的祈禱，不是對神明在祈禱，而是在憶念、在確認自己的本性。

你在入睡之際以及醒來之際的兩個時刻，是非常珍貴、非常重要的兩個轉折點，要學會去運用它們。懂得運用的話，這兩個時刻可以用來做很多事情，例如學習語言、構思寫書、擬定演講內容、從事創作、寫詩、寫歌、彩排預演任何工作，乃至矯正自己的某種心態或行為等等。例如，我自己就是利用這些時刻自學英語，在很短的時間內從完全不會講，到能用英語發表演講。

基本上，臨睡之際，你躺在床上，要完全放鬆地放空自己，然後開始想像你要做的事，或是你在學習的東西，在心中演練過之後，就入睡。第二天早上醒來時，仍然躺在床上，很快地將昨晚預習的東西回想一遍，就能夠記住。這個回想的功夫很重要，否則昨晚所做的預習會被忘記。

這是我要講的第一件事。

第二件事是斯瓦米拉瑪教我們的一種呼吸法門，就是二比一的呼吸法，呼氣的長度是吸氣長度的二倍。你可以用數數字的方法，例如，吸氣是數到四的話，呼氣就數到八，或者是五比十，由此類推。有時候你可以做到，有時候做不到，沒有關係，就試著保持穩定的節奏。這在日常、在靜坐時都可以用到。斯瓦米拉瑪甚至訓練學生連跑步時都保持二比一的呼吸節奏。這是個很好的呼吸法。每天在你做完「淨脈法」（左右鼻孔交替呼吸法）之後，接著可以用一點時間做這個二比一呼吸法。

其次，在做完二比一呼吸法之後，或者你在靜坐結束之前，可以做「上中脈呼吸法」，斯瓦米拉瑪經常強調中脈呼吸法的重要。這是個高級的功法，有時候你非常努力去試反而更做不到。你不能「試」，要讓它自然發生。一旦它發生了，你就可以掌握自己左脈和右脈裡能量的律動，可以帶你去到喜樂境地。那是非常非常細緻的喜樂，而不是情緒的喜樂。

譯註

1. 古代典籍中以「天鵝」（haṁsa）稱呼聖人，這有許多心靈上的意義，在此不贅述。

Chapter 03

瑜伽睡眠的定義與目的

關於瑜伽體位法、瑜伽睡眠、瑜伽放鬆法、靜坐法、呼吸法等，從我的觀點來看，百分之九十的人，數以百萬計的人，在練的時候都走錯了方向，都走岔了。

印度傳統醫學阿育吠陀中，有些用藥是非常甜的，非常可口，所以有些人就把阿育吠陀的藥物當成甜食來吃，忘記這些藥原本的目的為何。這是個笑話，是在比喻大多數練瑜伽的人都忽視了瑜伽原本的目的。

我的任務，我對我們傳承的責任，是把你們帶回瑜伽主要的目的，也就是靈性的目的、靈性的內涵、靈性的本意。它不是對治緊張，不是另類心靈現象，不是紓壓，不是醫治頭痛，不是放鬆，不是改善失眠，這些都不是我們所追求的目的。但是在進程中，它的處方的確是甜的。梵文有句諺語說：「從這一村走向另一村，在路上你的腳不免會踏到青草地。」❶那些改善睡眠品質、紓壓之類的效果，都只是在路途中必然會發生的事，但它們本身不是我們要追求的目的。

所以，請你首先務必認清瑜伽睡眠的目的為何。在我們這個傳承裡，目的是求「解脫」。靈性的解脫不是說從什麼地方解脫出來。我說過很多次，這種解脫不是從什麼東西得到自由，因為如果有個什麼東西，如果你說是把自己從什麼地方釋放出來，那就是還有個依緣，還是個相對的自由，這就還是不得解脫，因為這種解脫還存在一個前提，要先有個限制你的，才有解脫。

靈性的解脫，不能講是由什麼地方釋放出來，然後成為或去到什麼地方。它就只是個「是」，是個「在」，沒有附加性質。你做的一切修練、一切步驟，都是要成為「那個」。三摩地的下一步，才是「那個」。而三摩地的定義之一，是脫掉你所有的「我」，例如你以為身體是我、呼吸是我、我的情緒是我、是我有苦痛快樂、是我在聽在看、我的成就等等。瑜伽睡眠是一個心靈修行的手段，它的目的是得終極解脫，不是只把你帶到半路而已。

我不是要評價別人教瑜伽睡眠的手法，他們是根據他們所學到的、根據他們所知、他們所做的選擇來教學。該跟他們學習的人，自然會走上那條路。而我只能從自己老師所傳給我的來教人。

我們所教導的瑜伽睡眠，是一種方法，是要有助於進入三摩地，因為瑜伽睡眠的下一步就是三摩地。在此，你需要了解幾個名詞：

有質（saguṇa）／無質（nirguṇa）

有智（samprajñāta）／非智（asamprajñāta）

有伺（savikalpa）／無伺（nirvikalpa）

雖然我們說在靈性的領域中是沒有去到什麼地方、沒有移動的，也就是說沒有「進步」可言，只有「是」。但是，我們習慣於移動，我們的觀念中有「進步」這回事，因此我們就會用到這些詞彙。「無質」，是絕對的「梵」（brahman），是寂然無動，超越時空，無形無狀。「有質」，則像是歷史中轉世的神人，例如拉瑪（Rāma）、克里希那、基督、佛陀，是有時空，有形狀的，有神蹟，會移動，會留下教誨的，此外，這整個宇宙世界，都是有質性的。所謂的進步，是從「有質」，因證悟而進到「無質」。

「有智」和「非智」是表示兩個層次的三摩地，是瑜伽的用語，前者是仍然有一個所專注的對象存在，只剩下一個，其他都不存在，後者是沒有任何專注對象，是最高的三摩地。

「有伺」和「無伺」在此地則是「吠檀多哲學」的用語（雖然《瑜伽經》中也有），前者是仍然留存有極精微的心念，後者則連最精微的心念都不剩。

心靈修行的瑜伽睡眠，是要帶人由「有伺」進入「無伺」，由「有智」進入「非智」，由「有質」進入「無質」。

如果用腦波活動的方式來說，是從貝塔（beta）波到德爾塔（delta）波，然後超越到「第四圖瑞亞」境地時，腦波呈現平直的線狀，但也只有像斯瓦米拉瑪這樣的大師才能展示，我做不到。

我聽過坊間有六、七種導引瑜伽睡眠的錄音，也讀過一些已出版的瑜伽睡眠專著。這些練習方式，有的能帶人進入阿爾法（alpha）波境地，有的能帶人進入西塔（theta）波境地，但是沒有一個能帶人進入德爾塔腦波境地，一個也沒有。我對他們的評判到此為止。這些只是在教人去做瑜伽睡眠的某些準備步驟，還不到真正的瑜伽睡眠。

在我們的定義中，瑜伽睡眠是：一、有意識地進入深沉睡眠，二、沒有出現「快速動眼」的現象，三、腦波呈現一至四赫茲的德爾塔波，四、同時又能完全覺知自己周圍的動靜。

如果不能滿足這些條件，就只是處於準備功夫的階段。坊間宣稱所教授的瑜伽睡眠，都是準備功夫而已。這是我一再提醒大家要分辨清楚的一個重點。

所以，這個進展是從快速腦波活動進入緩慢腦波活動，直到連腦波都沒有了，醫師都以為你死亡了。斯瓦米拉瑪有一次就被人活活抬走，送入殯儀館，因為身邊的人不知道他是在什麼狀態中。好在他即時出定，否則不堪設想！

請務必記得這個瑜伽睡眠的定義，然後你對於瑜伽睡眠的目的要認識清楚，出發點要正確，我們不是為了紓壓，不是為了對治睡眠、頭痛而學習瑜伽睡眠，我們是為了終極解脫而練瑜伽睡眠。對我而言，如果不能帶我去到終極解脫，就是無用之事。但是也許對你有用，我可不排除這一點。

瑜伽的宇宙論

大家要了解，瑜伽也是個巨大的宇宙論體系，梵文史詩《摩訶波羅多》（*Mahābhārata*）中說：

yadihāsti tadanyatra, yannehāsti na tat kvacit

若此有則彼有，若此無則皆無。

如果這裡有的，那宇宙中也有。如果這裡沒有的，任何別處也都沒有。瑜伽的宇宙論，並不是哪位瑜伽大師觀察天象得來的知識，而是基於觀察自己內在生命，然後找出內在生命是和宇宙中什麼現象相呼應，由此得知整個宇宙是如何反映於此內在生命。

這個宇宙論並不是前面說的「非智三摩地」，在梵文中稱之為「大身學」（virāṭ rūpa darśana）或是「泛在學」（vibhūti darśana）。在《卡塔奧義書》（*Kaṭhopaniṣad*）中，死神閻摩

（Yama）允許年輕的主角納奇克塔（Naciketā）許三個心願做為賞賜。根據商羯羅阿闍棃的解釋，他所賞賜的第二個願，就是這個「大身學」，而在別的經典中稱為「泛在學」。「大身」是稱呼以整個宇宙為身軀的神明。神明把宇宙認作自己的身體，正如同我們把這個肉身認作自己的身體。我們個體靈有個身體，所以那個宇宙靈也有個身體，只不過祂的身體是宇宙，而世人以不同的名號來稱呼他。

《薄伽梵歌》裡的王子阿周那不是唯一獲准見到聖靈的宇宙身之人，在其他梵文典籍中，也出現許多對聖靈宇宙身的類似描述，是別的崇敬者獲准所見。這種所見，都是在心識之內所見。它是有祕密的，只能透過瑜伽修練才能見到。

例如，瑜伽文獻《曼陀羅梵書奧義書》（*Mandala Brāhmana Upanishad*）提到有五種「空間」，依你所練的是哪種法門，持哪種心念，你會進入不同的空間。這些空間不是像房間似地被分隔開來，它們都是在同一個空間中。所以，練瑜伽睡眠時，你要進入心穴內的空間，只是其中之一。而獲授權為人啟引者，則是要專注於「微細空間」（dahara-ākāśa）。大瑜伽師是進入「心地空間」（citta-ākāśa），我們教大家做的一種「嗡字功法」（Om Kriyā）就是要進入這個空間。要了解這些空間，你就需要去研讀《瓦西師塔瑜伽》（*Yoga Vasiṣtha*）這部大書。

我說這些，目的在告訴大家，瑜伽睡眠不是一個單一主題，它是一個巨大的題目。

其實在其他的典籍，例如《吠陀經》中，瑜伽睡眠的意涵就是偏重於宇宙論的。我們說到以宇宙為身體的神靈，祂和我們一樣，有清醒狀態，也會進入睡眠狀態，這是《吠陀經》的觀點。這個宇宙存在的期間，就是神主醒著的時候。我們所說的宇宙，不是這個如芥菜子一般大小的星球，有人的宇宙就只限於這個地球。在我們所屬的這個銀河系中，就有幾百億個恆星，其中很多星球的體積比我們的太陽要大得多。這只是一個銀河系而已，宇宙中還有成千上萬個銀河系存在，所以，印度古人將這個宇宙比喻為一個巨洋，而宇宙的生滅不是我們這個芥菜子大小星球的生滅。

宇宙存在的期間是神主醒著的期間。宇宙的消融，就是宇宙的坍塌，化成一團火球，恢復到原始狀態。宇宙的消融就是神主進入瑜伽睡眠，但是祂和我們不同，祂在睡眠時不是無意識的，是有意識地進入睡眠境地。在那種大時間之下，我們的人生何其短暫，我們個人真的顯得微不足道，我們的喜怒哀樂有何放不下的？瑜伽師是活在那種大時間跨度的意識心態中，是從那種觀點來看宇宙。

所謂瑜伽，不外乎是我們試著以自己這個小我的一己來比擬宇宙的那個巨靈的一己。當你在做前彎的體位，把鼻子碰觸到膝蓋的時候，如果你不是帶著如此的瑜伽心態來做，那就不是瑜伽，而是馬戲。保持在如此的覺知中，就是禪定。我們不過是巨洋中的一滴，是那光芒中的一顆粒子。所以無論那宇宙之火在做什麼，我們這微不足道的小火焰都會跟著照做。

因此，那個以整個宇宙為身體的巨靈，在進入睡眠狀態時，身體（宇宙）就消融了；我們若能同樣在消融對自己身體覺知時，仍然保持有意識的睡眠狀態，這種模仿比擬，就是我所謂的瑜伽睡眠。希望你可以仔細慢慢思索這個定義。可是單純智性上的理解不算什麼，要實際體驗到，實際進入那種意識狀態，才算真的懂了。

我們說過，瑜伽睡眠在《吠陀經》的理論系統中，是一個屬於宇宙論的題目，和宇宙生起、消融的循環更替是息息相關。宇宙的消融（pra-laya）階段就被稱為「毗濕奴之瑜伽睡眠」（Viṣṇu-yoga-nidrā），是神的有意識睡眠狀態。

請一定要明白這一點，所有的瑜伽功夫，都是在模仿某種宇宙現象。而這些現象都是神的覺識之反映，是神在展現創造、護持、消融的過程。只有在這樣的意涵之下，你才能真正明白瑜伽睡眠的意義何在。瑜伽睡眠是在改變你平日的睡眠，將它連結到宇宙巨靈的睡眠。你生活中的每一個行為、三個身體（譯按：粗身、微身、因身）的每一次經歷，都是那個神靈覺識之洋中所起的一個波瀾。瑜伽，就是要讓這個波瀾重新融合到那個神靈的覺識之洋。

譯註

1. 梵文原文可能是：yatra yatra gacchanti tatra tatra pādayoḥ tṛṇam spṛśati

Chapter 04

瑜伽睡眠的原理

在今天這個凡事求簡約的時代，大家已經不再能體驗到整體的自心。心被分割成無數的小塊，零零星星地去觀察一切事物。零星、零星、零星，把零星的認成了整體。瑜伽已經變成了一連串的技巧，調息法只剩下了技巧。近來，瑜伽睡眠變得流行起來，但大家只把它當作一個技巧。

我們這個傳承所帶來的訊息是：**自心是整體的**，不要分割成零零星星的技巧。每當你在練習放鬆法、靜坐、某種調息法的呼吸方式，或是瑜伽睡眠其中的一段，要記得把它們當成是一個整體裡面的組成部分。我要不斷地提醒你們，重點是在「整體」。

「瑜伽睡眠」（**yoga-nidrā**）這個字詞有非常廣闊的意境。它不僅僅是一、兩套習練的功法而已。你們學到的幾種「行法」（**kriyās**），不過是那個遼闊的光世界裡幾道微小的光束罷了。這次講課只能算是對這個遼闊的哲理投下幾瞥。

相對於許多不講求精神信仰的社會而言，印度是個有濃厚精神信仰的地方，乃至於「瑜伽睡眠」都被視為是宇宙時空中的神明。我每天都要為稱為「瑜伽睡眠」的神明誦念一段禱文。你們有些人知道一個名叫「薩鄔迷亞」（saumya）的咒語，那其實就是〈瑜伽睡眠誦禱文〉的其中一段。這個出處我以前從來沒有提過。

「薩鄔迷亞」，是慈祥、曼妙如月，使得心境如月一般。「薩鄔迷亞塔若阿」（saumyatara），尤勝於薩鄔迷亞，比月光更清涼。「阿歇紗—薩鄔迷耶毗亞斯」（aśeṣa saumyebhyas），乃至於比宇宙中所有的薩鄔迷亞還要更美麗。❶這裡面哪裡有提到什麼技巧方法？哪天你們準備好了，我會把這個誦禱文全部翻譯出來，那你就能夠明白我們所謂「瑜伽睡眠」的意境是個多麼遼闊的宇宙。

但時下的人就學會一個技巧，就記住一個方法，好好把它包裝起來，然後標上價碼去賣錢。大家踴躍地去學習技巧，漠視整體宏觀層面的概念。

瑜伽睡眠的理論

根據吠檀多哲學的說法，睡眠的經驗所反映的是「神之喜樂」，而睡眠和三摩地不同之處在於，我們在睡眠中無法有意識地覺知這種喜樂，而在三摩地中是有所覺知的。睡眠喜樂論哲派的主張是：我們每個人每晚之所以要重回睡眠的懷抱，真正的目的是要重拾那個喜樂的經驗。這種「重返」的功夫，就叫做瑜伽睡眠。這是吠檀多哲派對瑜伽睡眠的定義。

不能熟練這種睡眠之道的人，就無法進入三摩地。當你的睡眠能成為「神之喜樂」的反映，而那個時候你也知道自己是在瑜伽睡眠狀態中，那麼，三摩地就只有一步之遙。要進入三摩地是有很多途經可循的，這是其中一條路。

還有一個睡眠的定義是和「業」的理論有關，你白天嘗受了舊業的果報，也造了新業，新的業尚未成熟結果成為下一批業報，而下一批業報在成形的這個中間階段就是睡眠。

前面提過的宇宙睡眠，是另一種睡眠之理論。你想像一下，僅僅在我們這個銀河系就有幾百億個太陽，這只是一個銀河系、一個恆河星系而已，宇宙中還有幾乎數不清的銀河系。所有這些，都像是神身中的細胞。所以當神要休息了，那是個何等情景？瑜伽就是，即使舌尖上一小滴蜜的感覺、即使最細微的觸覺、即使一下微呼吸，都要和宇宙的現象連結起來，而不只是這個微不足道個體的所作所為。

所以，瑜伽睡眠的過程就是在把你的睡眠和宇宙現象連結起來。經文中說，每次在宇宙的成住壞空循環劫數已盡時，整個宇宙匯成一個單一能量之巨洋，無風無浪，洋中有一條稱為宇宙殘餘的靈蛇，神主毗濕奴就睡在這條捲曲的蛇身上。這是種寓意式的語言，因為一般的語言思維無法表達那個景象。

這又牽連到一個很長的故事，是聖人馬爾坎地亞（Mārkaṇḍeya）的《往世書》所記載的，我簡單說一下。

話說馬爾坎地亞的父母結婚多年始終沒有子息，就隱居於森林中許願苦修，終於得到神明感應，神主對他們說：「好的，我可以許你們一個兒子，但是因為你們的業力緣故，你們只可以有個白痴兒子，他會活到一千歲，或者只能有個年幼早夭但是聰明無比的兒子，你們要哪一個？」試想，你們會選哪一個？

這位父親彌瑞坎杜（Mrkaṇdu）本身就是位聖人，他回答：「給我們那個早夭兒好了。」他的道理是，假如這個兒子確實聰明無比，他自然會懂得如何為自己延壽，而要個活上千年的白痴兒有何用？

馬爾坎地亞出生後，果然聰穎過人，所以他父親一早就教會他默誦〈戰勝死亡神咒〉（Mrtyunjaya），這孩子日夜虔誠持咒，終於打破了早夭的命運，反而成為不死之仙。故事說，即使到了世界末日，整個宇宙進入水劫，到處都是洪水，馬爾坎地亞仍然不死，他就獨自漂浮在水面，如此過了不知道多少千百年，連他都要自嘆長生不死的福報竟然如此，就向神主默禱求救。

後來，他看見在洋面遠方有一棵「世界樹」❷。這是一種尖葉的榕屬植物，會長出很多低垂的氣根，氣根觸地後就慢慢變成粗壯的樹幹，如果不修剪的話，這樣一棵樹終究會長滿整個地表。這種樹就被用來寓意這個宇宙世界，說它的樹根在上，樹枝在下，因為宇宙的根在上而枝幹在下。

如此堅韌長壽的樹，你會很意外它的梵文名字居然是aśvattha，意思是：無存明日。因為即使是這樣一種似乎不死的樹，終有一天它也會不見明日，會終止存在，a（沒有）śva（明日）sthā（留存）。而我們卻認為這個身體是永久的。

於是，馬爾坎地亞就對著樹游過去，看到其中一根樹枝的一片樹葉上有個嬰兒正抱著自己的腳，把腳趾放在口中。經文說是：「以蓮花之手，將蓮花之足，放入蓮花之口。」這也有個寓意，古希臘和古印度都有個圖像是一條蛇銜著自己的尾巴，人類的嬰兒經常把腳放入自己口中，都是象徵著回到源頭，一切都是個圓圈。這又是個例子，每件事都要和宇宙現象連結。

馬爾坎地亞非常驚訝，在這洪流之中居然還有如此一位！這只是曲曲一根樹枝上的一片樹葉，在神主的宇宙中，誰能數得清還有多少片樹葉！他想知道這嬰兒究竟有何祕密，誰知嬰兒此時張口打了個呵欠，千百年來在尋找陸地的聖人馬爾坎地亞就被吸進嬰兒的肚中！數不清的太陽星球、所有洪流，宇宙的一切一切，都被收集進入那個神靈的肚中，那是宇宙世界的消融，也就是馬爾坎地亞所見到的景象。

你在睡眠的時候，是進入了那個宇宙之洋。睡眠所經驗到的，就是世界消融於宇宙之洋，夢境則是在神靈肚內的宇宙中所發生。連結、連結、連結。每一個現象、每一次經驗、每一個欲望，都要問，它和神靈現象的連結何在？然後你一己的人生觀就會成形，成為自己安心立命之依據。你現在一直在問，人生的意義何在？睡眠有何意義？到時你就都會明白。

在這些典籍中，瑜伽睡眠被形容成是位神靈，而且是女神，有特別向她祈禱的頌詞。我過去教過大家一段名為「薩鄔迷亞」的咒語，其實就是在歌頌瑜伽睡眠之女神，那又是另一個題目。

《曼都基亞奧義書》中的瑜伽睡眠——深眠的五個特質

現在，我接續介紹睡眠的本質，也就是《曼都基亞奧義書》（*Māṇḍūkya Upaniṣad*，也譯為《蛙氏奧義書》）[3]第五節的主題。

梵文原文：

yatra supto na kañchana kāmaṁ kāmayate na kañchana svapnaṁ paśyati tat suṣutam. suṣupta-sthāna eki-bhūtaḥ prajñāna-ghana evānandamayo hy-ānanda-bhuk cheto-mukhaḥ prājnas tṛitiyaḥ pādaḥ

斯瓦米拉瑪的翻譯是：

第三面向[4]是深眠（prājña）[5]。在這個境地，欲望和夢境都沒有了。在深眠境地，所有的經驗都融合入到那一體的無分別本覺中。喜樂沖灌深眠之人，此人因此經驗到喜樂，能夠知曉前二面向的境地。

人在深沉的睡眠中，所有的欲望都消失了，也不會做夢。那個深眠境地的梵文叫做suṣupti，是 nidrā 的同義字。這節文字提到，所謂的深眠有五個特質：

- **合一**（eki-bhūtaḥ）：所有東西均合而為一，成為單一體。
- **覺聚**（prajñāna-ghana）：覺識、智識緊密聚合，完滿的智識。在你的觀念中，可能無法想像睡眠有這樣的特質。
- **喜樂所造**（ānadamaya）：就是前面所說的喜樂身層，是喜樂所造成。深眠境地是其他的身層都併入到喜樂身中。
- **享喜樂**（ānanda-bhuk）：享用喜樂。
- **心即口**（cheto-mukhaḥ）：心地成為口嘴，覺識由此出入。

深眠境地有這五個特質，或者說五個條件。

我們不要忘記，《奧義書》裡的文字不是寫出來的，不是寫作而來的文章。《奧義書》是弟子坐在聖人師父跟前，聽聞師父口中流出的話語記錄而來，所傳達的都是師父自己的親身體驗，是一種天啟。你去讀斯瓦米拉瑪對這節文字的解讀，他當然是忠於《奧義書》的傳承，所講的都是經過自己實證過的，所以就跟別人的翻譯和解釋不同，他說這節文字就是瑜伽睡眠的定義！而不是你我所經驗的一般的睡眠。

我們說在這個境地中，其他四個身層會消融在喜樂身層裡。這是一種靜默的形式。在《瓦西師塔瑜伽》這部聖典中，有一章提到靜默分四種：言語的靜默、感官的靜默、木訥的靜默、睡眠的靜默。又說，瑜伽士有兩種，木訥的瑜伽士和已經證悟的瑜伽士。木訥瑜伽士指的是死板地操練瑜伽，強迫自己像個機械似地去操練，死咬著規條不放。我們算是那一類練瑜伽的人呢？

靜默是我最喜歡談的題目之一，已經講過很多。瑜伽睡眠和靜坐都是靜默的練習。上述四種靜默，大家都明白言語的靜默。至於感官的靜默，說的不是三摩地的境地，而是說感官本來是自然會流向所喜好的對象，而靜默則是強迫把感官從對象那邊拉開。木訥的靜默是說修練到身體及身體內所有的肌肉都完全靜止，眼睛也閉上，好像一塊木頭。

睡眠的靜默則十分耐人尋味。睡眠是什麼意思？我們說睡眠所指的是深層睡眠（梵文是

susupti，也是 nidrā），但是在《瓦西師塔瑜伽》則說這就是「第四」（圖瑞亞），第四層的境地，就是三摩地。我們要從清醒狀態進入三摩地，可以利用很多種修練的方法來搭橋。同樣地，從睡眠狀態到三摩地也有橋梁可通。根據《曼都基亞奧義書》以及喜馬拉雅瑜伽傳承的瑜伽大師，這個橋梁就是瑜伽睡眠法。斯瓦米拉瑪對《曼都基亞奧義書》的解讀是，你要學會進入瑜伽睡眠境地，然後就可以由那個睡眠境地通往「第四」。

《曼都基亞奧義書》說深眠所具有的五個特質，在普通人的睡眠中也有，只不過我們覺察不到而已。瑜伽大師則可以清晰覺知到這些特質，所以對他而言，他的睡眠就是瑜伽睡眠。我們一般入睡時，覺知不到那種「合一」的特質，但是在進入瑜伽睡眠的狀態時，我們所經歷到的正是一種合一。

我們入睡時不能體察到自己是「覺聚」，意思是成為一團完滿的覺和智。但我們的確是那樣的一團，在瑜伽睡眠中就會成為一團，所以你可以藉由瑜伽睡眠來學習任何知識。我自己是在瑜伽睡眠中學會講英語，在瑜伽睡眠中學會用義大利語去帶靜坐，這些都是應用的例子。無論你求什麼知識，你的內在都已經具備了。你只需要些許外來的引子，先把這個引子吸收了，其他部分會自然而然地浮現。斯瓦米拉瑪常說他知道獲取知識的捷徑所在，我比他當然差很多，但我的知識也是走捷徑得來的。我在孩童時代，約莫五、六歲，就會用瑜伽睡眠的方法來學習，這些故事在前面講過了。

如果你真的做對了瑜伽睡眠，就能體會到自己確實是一團完滿的覺和智。我的用字要修正，瑜伽睡眠是不能用「做」的。請容我重申，停止去「做」！我們「做」得太多了，你要輕盈地、不留痕跡地滑流進去。不要「做」。你只有停止做，才能成為。你才能「是」它。

印度的文法學家千百年來爭論不休的一個大題目是，世上所有的動詞當中，究竟哪個才是最基本的動詞。彌曼沙哲派主張是「做」這個字。吠檀多哲派則主張是「為」（「是」），他們認為所有其他的動詞都是它的變化而有。這是另一個題目，我們無法在此介紹。總之，不要做，「是」就對了。

回到「覺聚」，我們睡眠時不會有這個覺知，但是精通瑜伽睡眠的人，就會有此覺知，因此這個「覺聚」就成為他的知識和智慧的源頭。我希望世界上所有的學校都能夠把瑜伽睡眠列入孩童的教育課程，那麼這些可憐的孩子就再也不用背著那麼重的書包上學，再也不用靠死記來學習。

所以，深眠時是「合一」，不會分散，沒有對立，因此有「覺聚」，實實在在的覺識、智識。「喜樂所造」，喜樂所構成的身層。前面說過，我們所稟賦的喜樂只是神的絕對妙樂的其中一滴。這個喜樂受到多元分化而成為相對的，於是產生對立的苦和樂。我們進入深眠狀態時，對立的矛盾消失，進入喜樂的身層。然而，我們在那個境地中卻無法有意識地覺知到它，只有到醒來後才說：「啊！我睡得真好。」

反過來，假如你說我一夜沒睡好，那說得通，因為顯然你是在半睡半醒狀態，所以能覺察到自己睡眠的狀態。但是，假如你睡得很沉，可是醒來後能知道自己睡好了，就證明了即使在沉睡中還有個沒睡的在觀察你。換言之，睡眠也還是一種具有覺識的狀態。《曼都基亞奧義書》把深眠歸類為第三種覺識狀態，不是完全無覺的。即使是陷入長期昏迷不醒狀態的人，覺識還是在的，並沒有離開，並沒有滅失，而是覺識的工具，某些生理、心理和神經的工具暫停發生作用。

瑜伽士在瑜伽睡眠的境地中，知道是哪個在觀察自己睡眠的過程。你我都有那個在觀察的，它是不睡的。因為有它，所以你早上醒來會說，我睡得很沉；是它告訴你的。覺知到那個，就是瑜伽睡眠。這可不是單純地躺在大休息式中做些放鬆練習。你一定要了解這個哲理，要在這個全盤的意義之下來看待瑜伽睡眠。你要實踐這個哲理。

所以，深眠的特質不是到「喜樂身」為止，它還包括了「享喜樂」（ānanda-bhuk），享用喜樂，經驗到喜樂。當你說我睡得很好，那個「好」的標準是什麼？腦神經學家可能會說，好的意思是腦的這個、那個部位處於休息狀態。但是誰在觀察享用？是腦的某一個別的部位？那我的腦豈不是在鬧分裂，所以我有多重人格，有錯亂？那睡眠反而是一種病態，是要治療的嗎？

瑜伽睡眠能讓我們認識到死亡和沉睡無異。斯瓦米拉瑪說過，死亡就是沉睡，可能一睡就睡上等於人世的千百年、月、日之久，人進入這種睡眠所脫下的外衣，是我們的身體、氣息、意識心，醒來後會換上另一件外衣，不同的身體、氣息、意識心，就好像我們每晚就寢時脫下外衣，到早上醒來起床換上新鮮的外衣一樣。懂這個道理的人就不會懼怕死亡。

深眠的五個特質，我們到此介紹了四個，第五個是「心即口」（**cheto-mukha**），享用喜樂是「心」在享用，深眠的經驗是用我們稱為「心地」的這張口吃進去的。喜樂感是由這張口而來，我們所有的分化、對立、不一都被這張口吃進去了。我們的真實身分、本來的我，此刻在我們醒著的時候，因為不停地受到無數來自外在的印象所侵襲而遭埋沒。

我重複一次，你要聽進去。此刻，本來的你，由於無數外來的印象不停地積累，而深深埋藏在底下。在深眠的境地中，這個外來的侵襲會停歇，你就可以發覺到本來的你，那個「是」。

當你說「我」的時候，其實不知道那個「我」究竟是什麼，你不清楚它上面究竟堆積了多少東西。那個「我」是個能力，是表徵了我們自覺、思想、審慮、認知的能力。印度古代的「勝論哲學」（**Vaiśeṣika**）代表遠古的物理學觀念，但是所主張的仍然是以覺識為背景前提的物理學。《勝論經》就說：「**我以起智為相。**」也就是說，思想、認知的作用是所以表徵「我」的要件。

在深眠的時候，那個「我」是不會消失的，可是為什麼你發覺不到它？斯瓦米拉瑪寫下一句非常突出的話：「睡眠的經驗不同於睡眠的境地。」目前，你每天進入了深沉睡眠的境地，可是你沒法體驗到它。只有精通了瑜伽睡眠的人才能體驗它。所以你們該學會去體驗它，為的是把它當作一個工具；它是個非常寧靜而凝聚的覺識，是我們通往喜樂境的橋梁，由此去到神的妙樂。這就是為什麼我們會渴望睡眠！而因為我們還沒有證到三摩地，睡眠就成為我們最接近神的妙樂的極限體驗，它是我們最接近那合一的一體覺識的極限體驗，是我們最接近沒有受到外在印象所覆蓋的那個純粹自心的極限體驗。

這，就是瑜伽睡眠的哲理。

瑜伽睡眠與「梵」

瑜伽睡眠所指的是「梵」（brahman）的睡眠」；而「瑜伽睡眠」也是「摩耶」（māyā，「幻化」）這個字詞的另一個字。也就是說，當「梵」把所有宇宙的景象全部回收於一己之內，它由「顯」變成了「隱」的狀態，所以它的開創力潛伏於這個狀態中。超越言說的「梵」，當它那股開創的本覺潛伏於它自身之內，就是宇宙進入消融（pralaya）的狀態，此時，所有的宇宙現象、宇宙的多樣性、心地所有繁複的心念、支離破碎的意識，通通融合為一個單一體，潛伏在隱而不顯的「梵」之內。

開創本覺所處的那種潛伏的狀態，稱為「瑜伽睡眠」。我們要以這個觀念為起點，來開始認識瑜伽睡眠。

過去一個半世紀以來，前往西方世界的瑜伽大師並沒有認真在教。他們教的是經過稀釋的東西，他們志在宣揚，是一種方便，目的在勾起你們的好奇心。即使如此，假如你超越了好奇心，超越了技巧，進而提高了視野角度，那他們的努力就沒有白費。

那麼當你進入睡眠的境地時，你是在做什麼？你是在進入「梵」的由顯而隱的瑜伽睡眠狀態。當你睡眠時，是否用這個角度來看睡眠？如果你學會用這個觀點來看瑜伽睡眠，才算學會了瑜伽睡眠是什麼。你應該用這種心態進入睡眠：「啊，我現在要回到我那隱而不顯的本來。我本來就是梵（aham brahmāsmi）。❻我現在要回到隱而不顯的本性，回到那合一、單一的本覺。」一覺！是有覺的，而你卻誤以為自己在睡眠的時候是一種完全無覺的狀態。

請你不要把這當作是聽課或是在增加知識。我請你要吸收，要消化。那是你的本覺。不要坐下來分析，把整體的分割成零碎的概念、概念、概念。我們不是在準備博士論文。今天的人用分析的方法去讀詩，分析、分析，然後詩就不成為詩了。今天連形而上學都被拿來分析，分析、分析，然後形而上學就完了，只剩下分析。可是不論我怎麼說，你還是會把它當作一種概念來分析，因為你的心念已經被教育體系裡的那種思考模式訓練得改不過來了。如果你這麼做，我的目的就達不到。我要你去明白它，去覺知它。

瑜伽睡眠是安住在「梵」之中的一位女性神明。梵文「睡眠」（nidrā）是個陰性的字。「瑜伽睡眠」就是個陰性的字詞，剛才說過它是「摩耶」的同義詞，是開創力，也就是開創的本覺。是當神主把所有感官的識覺都收攝回來的時候（希望你在靜坐時也能把感官識覺都收攝回來！），它（她）躺臥在隱而不顯的狀態下。神主把祂所有的感官識覺收攝回來，就是把那些從祂本覺中所冒現出來的星火，而形成的所有日月星辰、海洋大地、一切生靈，都收回到自己之內（而你以為這些星火所形成的現象是有形質的！），以至於一切現象都消失了。一切都返回到原始本來的休眠狀態，等待再度綻放，等待另一個全新的週期到來；本覺把它自己發顯成為所有這些形象。這是瑜伽睡眠在我們的哲學中首要的意義。

從練習的層面、技巧的層面來講，瑜伽睡眠就像是一個小孩子將門推開，或者說從門的鑰匙孔偷窺，想看看門的另外一邊是什麼情形。這些都是鑰匙孔，讓我們藉以偷窺神的私室，侵入祂的隱私。

印度人的圖像中，神睡在一條蜷曲起來的象徵能量的蛇身上，這條蛇叫做「蛇煞」（śeṣa）意思是「所餘」，當整個宇宙被收攝起來之後所剩餘的東西，就是捲曲在你脊柱底部「昆達里尼」（kuṇḍalinī）的形狀。這兩者是同一樣東西！

當神把整個宇宙收回到自己的身中，祂就睡在捲曲起來的蛇的身上，這是一條代表能量的蛇，這就稱為神的睡眠，就是夜晚的來臨。你的夜晚只是那個夜晚的一瞥，而你進入睡眠，正像是神把整個宇宙收回來之際。我們要明白什麼是睡眠，就是要明白那個隱而不顯的本覺、隱而不顯的智覺、隱而不顯的開創力，是如何躺臥於「梵」中，躺臥在那超越定義且無法以言語表達的梵的裡面，等待著花朵再度綻放的時刻來到，如同你在早晨醒來一般。

但你可不要以為那是個無知覺的狀態。古籍有說：「其他生靈睡眠時，有一個是醒著的。」你的感官進入睡眠狀態時，你是醒著的。你睡著時，有隻蒼蠅飛到你的額頭上，你會揮趕它。你的腳趾感到寒冷，你會拉被子蓋住。那可不是無知覺，是處於一種特殊的知覺狀態，是一種在休息的知覺。

所以，這就是瑜伽睡眠其中的一面，你不要把它變成零星的技巧方法，要把它跟你對整個宇宙實相，以及對那超越定義且無法以言語表達的梵之實相的整體觀點結合起來。

講到這裡，我希望能特別說清楚一點。很多人在講宇宙的覺識時，往往把它當成跟梵的本覺是同一件事。這是錯誤的。

宇宙的覺識是物質宇宙的覺識，物質宇宙整體而言像是神的身體。而神是那超越定義且無法以言語表達的梵。就像是你的身體裡面有億萬個細胞，每一個細胞都有自己的生命，有自己的生死循環。此時每一刻，都有細胞在生生死死不息。你是個靈體，那些細胞所構成的是你的肉體，是你統合了它們。同樣地，所有的日月星辰，數不清有多少億萬個星體，所有的原子、次原子粒，所有的生靈，包括人類和一切蟲魚鳥獸，這些都像是神主身體內的細胞，每一個都像你身體內的細胞一樣有自己的生死循環。

你能夠持這樣的整體觀嗎？你能夠在行動中保持這樣的觀點嗎？你能把這個觀點時刻放在心頭嗎？能保持如此的意識，如此的覺知嗎？能讓這樣的覺知充塞於你的人生中嗎？我可以保證，當你建立起如此的觀點，你世俗的生活、人際關係、事業都會比以前更成功，因為你會知道要從哪裡獲取指引、靈感、能量，然後就會得到指引、得到靈感、得到能量。

老是在概念和資料分析裡打滾所得到的知識，是無法把你帶到什麼境地的。今天我們有更多的植物學知識，可是植物的品種越來越少。我們有各種昆蟲的分類知識，可是很多昆蟲絕跡了，那種知識好像起不了作用。我們有豐富的海洋地理知識，可是海洋正在死亡中。這就是知識和智慧的區別所在。

我沉重地呼籲所有教瑜伽的老師，請你不要把瑜伽教育變成只是在做資訊的傳遞！這是發自我內心的呼聲。瑜伽是智慧之書，請保留它的原貌。你要明白這些瑜伽詞彙是為何而有，它們究竟的意義是什麼，它們如何能全面轉化你的自覺。

你學瑜伽睡眠的目的，不是用它來取代安眠藥。**你學瑜伽睡眠應該是為了認識「梵」的睡眠，好讓你真正認識到自己的睡眠是怎麼一回事，然後你睡眠的內涵會因而變得豐富，因為它現在和源頭活水接上了，在那裡就和宇宙、和那超越定義且無法以言語表達的「梵」連上了。**

瑜伽睡眠與覺知

在我們印度瑞斯凱詩（Rishkesh）的學院中住校的學生，我們會教他們用一種方式去睡眠，是基於吠檀多學派的哲理而來，這有個很長的名稱，梵文叫做ātmatattvāvolokanam（ātma-tattva-avalokanam，即「如實觀照自性」、「自性觀」），觀你自己的本性就是「本我」（ātman）。把這個觀法用作一個媒介、一個載具，轉化進入睡眠狀態。

我們來做個簡易的練習：

就在原處坐好，把手上的東西放下來，坐在椅子上，把雙足平放在地面。

心什麼也不做，就只管覺知自己的「在」。

集中覺知，圍住自己的心窩一帶，慢慢把覺知的圓圈擴充到自己整個人。

沒有姓名、沒有形狀、沒有性質可以形容你，只剩下「在」。

保持對那個「在」的覺知，慢慢睜開眼睛。

你要時時保持如此的「自我意識」，不是那種自大自私的自我意識，而是要學會意識到本來的自我，利用如此的覺知力把自己帶進睡眠狀態。這可不是一種針對睡眠的技巧，你要擴充之，隨時要保持住這個覺知，尤其是當你在受到干擾衝擊之際、當你在公司開會之際，都不要放掉。

只要半分鐘的自覺，就能為你生出新的靈感，因為你已經把版面給清乾淨了。如果你想在一面已經寫得滿滿的黑板上寫一首詩，這首詩會是什麼樣子？這就是你目前人生的寫照，你從不清洗版面，還一直嘗試著在這版面上作出新詩來。只要半分鐘，你就可以清版，就可以回復清新。半分鐘！你很忙，忙到連半分鐘都沒空嗎？

其實，並不是你真的那麼忙，問題只是你健忘。你現在都聽到，都明白，都會。明天你可能還偶爾記起來要自覺一下，但不需要兩天，你就又回復擾攘過一天的舊態。

帕坦迦利所著的《瑜伽經》裡面，「睡眠」這個字詞出現過三次，但是有兩種不同的意義。在定義什麼是睡眠的時候，帕坦迦利這位傳布瑜伽之學的聖人特別強調，睡眠是一種心念，它是心的作用，是心的起伏，是心在轉異，是心在活動。他說，它是一種心念活動，而它所依持、所握住的對象是認知的缺席，無所認知。不要以為缺席就是完全空無。例如，你所愛的人不在眼前，你會知覺到那個不在。這就是當你想要回憶起什麼東西的時候，你覺知到自己記憶中少了那個東西的情形。

經文中另一處提到睡眠，然而，在那裡的睡眠所指的是知識的來源，因為這個睡眠是你潛入自己的深處。你潛得夠深的話，就會找到知識。當你睡眠的時候，能潛入深處，對還醒著的那一個保持覺知，那你的睡眠就成了知識的泉源。我重複一次：**在睡眠時，若你潛入深處並對不睡的那一個保持覺知，那你的睡眠就會是知識的泉源。**

這樣的睡眠，就成了瑜伽睡眠。

你連怎麼睡都沒學好，就想學會瑜伽睡眠？先學會怎麼睡。要去到那種深處。當你睡著時，知道有隻蒼蠅飛到你額頭上的那個，它還是醒著的。你小的時候睡覺時翻身會跌下床，可是你現在不會跌下來了。當你睡到床邊時，是誰告訴你不要再往這個方向翻身了？是誰？所以我們睡眠時還有一個「不睡的」。瑜伽睡眠就是抓住那個「不睡的」的方法，去到那種深處而保持對它的覺知。

當心識的表層處於休息狀態之中，知識源頭的寶藏就打開了。我一輩子都在用這個法子。你要認識睡眠的本質，要明白睡眠的哲理，然後就會明白瑜伽睡眠究竟是怎麼回事。

睡眠與死亡是同一件事

我們已經談了宇宙睡眠和那超越定義且無法以言語表達的梵的睡眠，你還知道有什麼別的睡眠嗎？還有一樣可以算作是睡眠的同義詞，不過它所屬的領域略為不同。你能猜得到是什麼嗎？很簡單，是死亡。死亡和睡眠兩者並沒有什麼區別。

斯瓦米拉瑪問我們，為什麼你們這麼害怕死亡卻不怕睡眠？這兩者是同一件事。死亡和睡眠發生的時候，你的感官意識都同樣是收攝到精妙身中。在《火與光之道．第二冊》（*Path of fire and light: Advanced practices of Yoga, Volume 2*）中，他說，父母教孩子要學會的第一件事是換衣服，脫下身上這件，換上另一件。死亡就是把舊衣服脫掉。你不會害怕脫掉衣服，可是你會害怕死亡。你每天晚上都要脫掉衣服，那叫做睡眠。入睡時，你脫下感官的覺知，去到另外一個地方，進入精妙身，你從不害怕。

在我們這個傳承裡，有意識地死亡是瑜伽士的死亡方式。有意識地進入死亡，不是自殺，就像換下舊衣服不是自殺。我住在這同一個身體裡已經超過七十年了，像是在坐牢一樣，難道不會感到厭煩嗎？我當然想走出監牢。我想改變一下，換個房子住。如果你練的是道地的瑜伽睡眠，這就會成為你的觀點，你原本對死亡的恐懼執著就會消失。有時候，人坐牢太久了，會對外面的陌生世界感到恐懼，反而對出獄感到恐懼。那就是你我情形的寫照，害怕離開這個叫做身體的牢房。練習正確的瑜伽睡眠法，能夠擴展你對生與死的觀點。

瑜伽睡眠的準備功法與應用

瑜伽睡眠的種種準備功夫和真正的瑜伽睡眠不同。用科學手段檢驗進入真正瑜伽睡眠狀態，端視於受測者能否展現出德爾塔腦波。在做到這個地步之前，都還是屬於準備的階段。一定要能夠進入有意識的睡眠，如同神靈要進入有意識的睡眠，把全世界都淹沒了，把自己收攝回來，將腳放入口中，把整個宇宙藏在祂肚子裡，那就是瑜伽睡眠。

還有，在即將進入瑜伽睡眠之際，那個狀態可以應用在別的方面。例如，我經常講，你臉上的皺紋是你情緒的歷史所寫下的紀錄。你要除掉那些皺紋，可以用先進的化妝品，做肉毒桿菌注射。或者你可以學習如何讓心不起皺紋的藝術，你就能保持青春。瑜伽睡眠的有些準備功法，就可以應用在這方面。

還有個應用方面是做自我療癒、補充精力、復甦。有時候，前一分鐘還躺在那裡奄奄一息的瑜伽大師，下一分鐘甦醒回來，好像什麼事都沒有。我也曾提過有可能用準備功夫之中的布字法和音節法（參見第八章），來對治癌症之類的疾病，但是這些應用可不容易學，如今極少人會有足夠的耐心、決心和願力去學。

另一個應用是在學習上，用來獲取直覺的知識。如果你是個畫家，可以在那個狀態中去觀想你要作的畫。我在全世界有好幾百名心靈的女兒和孫女，前幾天，其中一位當牙醫的孫女，即將要動一項比較重大的口腔手術，便特地打電話給我，希望我為她祝福，讓一切順利。我告訴她，我可不是牙醫，更不是口腔外科專家，我的祝福有什麼用？一切要靠你自己的專業本領啊！不過，你可以進入瑜伽睡眠的準備狀態，當所有那些雲霧般不相干的念頭和記憶都消失了，你就可以去控制那個力量。

我所謂的力量是，在你即將入睡之際，生讓你在心中見到很多影像、生起那些遐想念頭的力量，它們是雜亂無章的。同樣的這股力量，如果你能讓它變成受引導的遐想、受引導的影像：我現在要動手術，先洗淨消毒雙手，戴上手套，拾起這個工具，消毒，要病人張開口，我看著他口中這個要動手術的部位，一步步開始手術。在心中將整個手術過程從頭到尾演習一遍，然後進入睡眠。第二天早上一醒來，馬上再將整個過程清晰地回憶一遍。那麼，當你實際在做時，就會非常自然而容易，因為你已經做過了。

我教過好幾個外科醫師使用這個法子，這是一個非常實用的應用法。

你要知道，我一輩子從來沒有上過學，後來因為工作需要，我決定去拿文憑，就一連拿了碩士和博士資格。我並沒有去學院的課堂學習，而是提出論文，然後接受口試，就通過了。這完全是因為神的恩典，我自小就懂得用瑜伽睡眠做為獲取知識的捷徑。可是，沒有人有耐心和時間來好好學這個本事。

我要告訴你的是，這些應用都是可能的。但是更重要的是，你應該用瑜伽睡眠做為進入三摩地的橋梁。

還有一點，你知道疫苗的原理嗎？疫苗就是病毒，不過是微量的病毒，注射到人體內，不會讓你嚴重發病，但是能刺激你體內的免疫系統對病毒產生抗體，所以你對病毒就有了抵抗力。練瑜伽睡眠，就是接種死亡的疫苗。它讓你熟練死亡的過程，而有意識的死亡過程，就是瑜伽大師的死亡方式。

有人問，該如何利用瑜伽睡眠來獲取知識。這是一個非常細的題目。首先，你需要改變對知識的定義，我所謂的知識不是推理演繹而來的資訊。斯瓦米拉瑪說，直覺的知識不是由心的思想作用而來，是由「布提」（buddhi）直接而來。布提是什麼？去練瑜伽睡眠，你就能打破阻隔你去到生命不同層次的障礙，那麼知識自然會為你而展露。你就不再需要去閱讀、分析別人提出的哲理，為它寫作論文。別人會來讀、來分析你的哲理。不要隨便接受別人的信念。

你學到的這些瑜伽睡眠的練習方式，它們是「途徑」。不要只停留在「做瑜伽睡眠的當下，我的生命是如此美好」、「我從未如此充分休息」的地步。這些都不出奇，也都很好。我要問的是：「你怎麼去用它？你要怎麼去利用那個經過充分休息的心？你能用它來成就什麼？」現在你認識到，在那汪洋大海的深處蘊藏著巨大能量。很好，你學到了。「你要怎麼去運用那股能量？」如果不問這個問題，瑜伽睡眠只不過是一種功夫技巧而已。

讓我再換一個面向來看瑜伽睡眠。

你們知道有所謂「身層」（kośa），像是一層又一層的套子，一共有五層。最外層是「食物身」（annamaya kośa），梵文為 anna，意思是食物。maya 則是「由什麼構成」的意思，不要和 māyā（幻、摩耶）搞混了，這兩個是不同的字。所以，食物身是由食物所構成的身層，再進一層是「氣身」（prāṇamaya kośa），由氣所構成，更裡面是「意身」（manomaya kośa）和「智身」（vijñānamaya kośa），分別由心意和心智所構成。最裡面一層由喜樂所構成的身層叫做「樂身」（ānandamaya kośa）。樂身所包住的則是你的靈體（jīva）。樂身層的作用在帶給我們喜樂。

可是你要知道，只有「梵」是絕對的妙樂，而構成樂身層的喜樂，是我們從「梵」那裡借過來的，只是那絕對妙樂的一滴。因為我們凡事對立分辨的習氣所致，樂身層的樂變成是有限的、相對的喜樂。它一定會有對立的，有樂就有苦，有舒適就有不適，有合歡就有離悲。所有你以為是享受的，反過來就是折磨，沒有絕對的樂趣可言。例如，你喜歡甜食，假如未來三個月只讓你吃各種甜食，其他一概不許吃，你就會對甜食起反感。所有世俗的經驗都不會給你帶來絕對的喜樂。

早年有一位非常親近我的學生，她一向為我安排在美國當地的行程，我每次去都會借住在她家裡，她親自為我下廚，食物非常美味。可是這位女士只吃豆腐和米飯，她自己的早餐、中餐、晚餐都是豆腐、豆腐、豆腐做成的食物，一成不變，也樂此不疲。她對豆腐著迷成痴，開了一間豆腐工廠，成功地把豆腐推廣到當地的超市中販賣。她多年來日復一日只吃豆腐和米飯，後來有一天，她不小心被豆腐的鹵水滴在皮膚上，起了水泡，從此變成對豆腐過敏的體質。

我們以為某些樂事是絕對的，傾向於走極端，不知道你所有的喜樂來自於樂身層，是屬於相對的。相同的享受在某一天會變成折磨，我們不會有絕對的享受。絕對的樂是總體「梵」的妙樂。

很多人來信問我，是否可以藉由瑜伽睡眠法，在很短的期間內學會外語或者高深的數學。我的回答如下。

瑜伽睡眠法不是魔術，你還是需要先用正常的方式學習某一個科目，然後才進入瑜伽睡眠狀態。選擇你想要複習的科目，不要干擾到心地中的其他部分，然後那個科目的圖像或字句會井然有序地冒出來。你只需要被動地去觀察。

要學好這整套功法可不容易，而更不容易做到的是，當你從瑜伽睡眠狀態中出來後，能夠有意識地回憶出那些從下意識裡冒出來的圖像。

這個說起來容易懂，但是學起來就不容易。要學會進入「純正」的瑜伽睡眠已經夠難了，更難的是，你早先在有意識狀態中所學習到的科目，是儲藏在那無意識的水庫中，現在要讓那個你所選擇的科目從無意識中浮現出來。你要採取的步驟是：

1. 已經把純正的瑜伽睡眠法練得純熟。

2. 有意識地學習某個科目時，要在身心都處於非常放鬆的狀態中為之，才能讓所學習、所讀到、聽到的東西，沉入到無意識中。

3. 進入純正的瑜伽睡眠狀態。

4. 輕輕地，非常、非常輕柔地，請那個你所選擇的科目從無意識中浮現到瑜伽睡眠的心地中。

5. 在瑜伽睡眠中觀察那些浮現的圖像、字句、音聲（假如是學習音樂或語言的話）；注意，不要觸動到心地的其他部分；讓那個平靜心湖面上所起的波紋，僅僅限於你要的波紋。

6. 當你所想要的圖像播放完畢，你自然會知道。

7. 有意識地躺著，保持放鬆。

8. 有意識地回想剛才所播放的，來自無意識心的聲音或影像。

9. 起身，有意識地把剛才學到的要點記下來。

10. 當你需要用在演講、使用那個語言、考試作答、寫文章時，讓心進入放鬆狀態即可，不要使勁去回憶。

這需要能夠掌握：一、意識心，二、瑜伽睡眠，三、儲存在無意識中的知識，以及，四、找到這些層次之間溝通的管道。

我從來沒有學過怎麼做瑜伽睡眠，所學過的僅止於進入瑜伽睡眠之前的一些基本練習。我自己從小就會用這個方法，後來經過上師啟引進入真正的瑜伽睡眠，以及我一直以來所在做的，都是用在學習和發覺新知上。

可是我自己所側重的，仍然是純正的冥想和瑜伽睡眠，這才是正道，我的目標非常明確。我不會開班教人用這個來治療頭痛或是學習語言，也不會訓練我們的老師去做這些。

譯註

1. 〈薩鄔迷亞〉咒語（並非誦禱文）為：
saumyā saumyatarāśeṣā（音譯：薩鄔迷亞，薩鄔迷亞塔若阿歇紗。意譯：彼佳人如月而勝月，縱集合宇宙。）
saumyebhyas tvati sundarī（音譯：薩鄔迷耶毗亞斯，特瓦提，松達瑞。意譯：所有月之美，亦不可勝彼。）
parāparaṇaṁ paramā（音譯：杷若阿杷若囊，杷若麻。意譯：彼至上者，超越一切至上。）
tvameva parameśvarī（音譯：特網昧瓦，杷若昧希伐瑞。意譯：噢，唯獨汝乃至美者。）
2. 世界樹：亦稱為「毗報樹」（Peepal），佛經中稱之菩提樹。
3. 《曼都基亞奧義書》是眾多《奧義書》之中最短的一部，也是非常重要的一部。全文只有十二節咒文。

4.《曼都基亞奧義書》將人的意識分為四個境地，普通人只經驗到前三個「面向」（原文是「足」，也是部分、章節的意思）：清醒、作夢、深眠。修行終極成就是第四個境地，就稱為「第四」（turīya，圖瑞亞），是「本我」，純淨的本覺。

5. 此字不同於 prajñā（般若，終極智慧）。

6.「吾即梵」（aham bramāsmi）是所謂的「摩訶偈語」之一，修行人用來反覆參究，成為自己堅信不移的真理。

專欄

《瑜伽經》與瑜伽睡眠

《瑜伽經》I.38

・梵文：स्वप्ननिद्राज्ञानालम्बनं वा ॥

・羅馬拼音：svapna-nidrā-jñānālambanaṁ vā

・直譯：夢眠知緣，或

・白話語譯：或以夢境睡眠為所觀緣。

斯瓦米韋達在《瑜伽經釋論》中，對此句的解釋如下：

當感官對外的作用落幕（如太陽下山），所體驗到的只是自己心中的境界時，就稱之為夢境。此種「知」，是對內的意識，對外界封鎖，對那些想像的記憶。眠境則是無夢。

本經的文字不單單說：「依緣夢境或眠境」（svapna-nidrā ālambanam）；更加上了「知」（jñāna）這個字。因此，它很清楚地表示，此處所指的不僅僅是平常夢境或眠境的經驗。

但是，我們需要了解「知」這個字的用意。有些注釋者的意見是，此處「知」這個字的意思是「所知」，是「知」的對象（jñeya）。因為如果沒有知的對象，就沒有知，所以兩者都包括在內。所以，夢境的經驗意味著，某些夢中的景象是可以用來做為冥想時所專注的對象。由夢境而來的「知」可能有很多種，有很多層次。它可能是一個美好景象的經驗，或者是一個真正神聖的經驗，都可以做為專注的「依緣」（ālambana）。

修行人應該將這個當作自己的依緣，讓心地培養出同樣的境地。修行人應該將自己的「心具」（antaḥ-karaṇa）時時向著過去留下來的聖潔心印，因而受悅性所主導。

有些論者們說，如果在夢境中所見到那些美好事物，是不違背經論所禁，而且是有助於解脫的，或者在夢境中見到所景仰的聖者形貌，醒來後應該立即將自己的注意力集中於夢中所見、所經歷的，將其當作冥想的對象。

不過，所有的論者都同意，本經所說的並非毫無揀擇地包括所有的夢境，而必須是限於那些有益於心念穩固以及能符合經論的。

至於依緣眠境，是說應該將心專注於睡眠境界中所經歷到的喜樂。這種睡眠必須是屬於悅性的，是那種醒來後會感覺到「我睡得很好」的睡眠。這種睡眠境地有助於冥想，會使得心境變得輕逸而清醒。這種睡眠的悅性會留存在心中，所以在醒來後立即冥想會非常清淨。

那些喜歡用吠檀多的理論來解讀《瑜伽經》的論者，會引用〈曼杜基亞頌〉（*Māṇḍūkya-*

kārikās）和《瓦西師塔瑜伽》中的觀點，也就是說，我們應該視這個世界為一個宇宙的夢境，我們以為自己存在這個世間，是因為真正的那個我睡著了，忘記了自己。當我們能做到對世界「無執」（vairāgya），心就能穩固。

這些論點都是正確的，但是並不完整，因為少了一種口傳傳承所教導的特殊修行方法。這就是要學會觀察自己的夢境和眠境。首先，要學會觀察夢境，然後要學會去監督、調校、導引自己的夢。最後，因為夢境是由心內無意識中的心印所生起的，當心的無意識部分都被淨化了，對於睡眠有了完全的認知，也能夠掌控睡眠時，就可以革除做夢的習慣。這就是為什麼觀察、覺知及認知夢境能夠穩固心地。

訓練自己掌控眠境時，也要遵循幾個步驟。從哲學角度而言，我們要視自己睡眠的經驗為宇宙睡眠的一個部分，是「惰性」降臨於覺性。但是，因為知道自性「永覺」（nitya-buddha），而在睡眠的只是心地的一小部分，所以我們要學會待在自性的光明中，要用心地中高層的部分來觀察在睡眠中低層的部分。這就要學會「瑜伽睡眠」（yoga-nidrā），有意識地睡眠。一旦心能夠定在這種意識的體驗中，對於眠境的「知」就可以成為冥想所依緣的對象。心地就會穩固。

經文中的 nidrā-jñāna 這個片語可以翻譯為：「知眠」，或者翻譯為：「在眠中有知」，這就暗示著瑜伽睡眠是一門有意識地休息的藝術，能掌握睡眠、開發創造力。

在瑜伽睡眠境地中所得到的「知」，才是真正的 nidrā-jñāna，它有下列幾個方面：

・能知意識的本質，不僅能完全控制對外界的覺知，還能開啟一般人所無法體驗到的深層意識。
・能知「氣」的脈絡，知自己的「心地」，能控制細微身。
・能知掌控和克服死亡的步驟。
・能有助於知言語的學問。
・能調整自己的意識和氣，因而能自我療癒。

懂了瑜伽睡眠之人，才知這一句經的真義。

Chapter 05

用瑜伽睡眠優化靜默

我們為什麼要睡眠？

偉大的聖哲商羯羅阿闍黎曾經說過，我們的生命就是喜樂。

你大概聽過「有、覺、樂」（sat-chit-ānanda）這三個字吧。「有」，是實有、存在。「覺」是覺識、覺知存在。「樂」是圓滿、絕對、全然的妙樂。世間所有的喜樂，只不過是那絕對妙樂之火中冒出的一粒星火而已。或者說，世間所有的喜樂，不過是那妙樂大海中的一滴，而每一滴都想去體驗那整個海洋的滋味。你我就是那一滴，都想體驗、想見識那整個海洋的妙樂喜悅。

我們自以為只要擁有更多世間的樂趣，就可以得到那圓滿的妙樂，卻從來沒有成功過。無論你有多少世間的樂趣，身體的享受也好，心理的快慰也好，財物的占有也好，都無所謂，從來都不會有足夠的時候，從來不會讓你滿足。所以，應該要有其他的辦法，來讓你我這妙樂海洋中的一滴，去體驗那無邊妙樂大海是什麼滋味；讓你我這一粒星火，知道那梵天巨焰是什麼情景。

有一條原則是所有的心靈哲理都知道的：**外向的感官不靜下來，就得不到內在的妙樂**。因此，睡眠是一種妙樂境地，是每個人生而有之的。這就是吠檀多哲學對於睡眠的定義：睡眠就是我們在企圖體驗我們的妙樂本性。

要注意，這不是《瑜伽經》對於睡眠的定義。根據《瑜伽經》，睡眠仍然是一種心識的作用，不是毫無知覺的。註解《瑜伽經》的大哲威亞薩說，如果睡眠是一種無知覺的境地，我們為什麼能在醒來時知道自己睡了一個好覺？如果是無知覺狀態的話，我們怎麼能夠回憶得起來？

睡眠是我們最靠近那妙樂境地的所在，因為在沉睡中，世界進入都消融的狀態。象徵消融之神的名稱是「śiva」（希瓦），是由「睡眠」的動詞字根「śī」（希）演化而來。

這麼說來，我們就好辦了。大家都去睡覺，就可以進入圓滿妙樂境地。如果醒來了，就吞一顆安眠藥，再靠回枕頭上，枕頭自然會帶我們進入「梵」的妙樂。那還要講什麼三摩地？兩者的不同之處在於，在沉睡時，我們不知道自己在妙樂境地，而在三摩地，我們知道自己在妙樂境地。

在《薄伽梵歌》中，神主奎師那不斷地稱呼王子阿周那為「Guḍākeśa」，意思是「伏眠者」，已經降伏睡眠之人。很多人以為是因為阿周那睡得很少的緣故，但那不是真正的原因。

真正原因是只有能夠精通清醒、入夢、深眠這前三個較低境地的人，才能夠進入稱為「第四」的三摩地、妙樂境地。

「嗡」（Om），代表了清醒、入夢、深眠。當然，其他的宗教哲派對「嗡」的意義有不同的解讀，都有各自的道理。例如，在大乘佛教中，「嗡」是說信徒將自己的身、口、意，與佛的身、口、意相契合。在耆那教派，則又有不同的意義。

我們睡眠時，雖然是進入妙樂，但是陷入睡眠的心識部分並不知道自己身在其中，只有已經能夠完全精通清醒、入夢、深眠這三個境地的人，才算是過關，才能再進一步去探尋「第四」境地。所以奎師那是對阿周那說：「阿周那，你已經精通了睡眠之道。」

如果有人對你說，你已經完成十里路了，就不需要說你已經完成第一、第二、第三、第四……第九里。所以，奎師那不必說：「你已經完成精通了清醒境地，已經完成精通入夢境地。」只需要說：「你已經精通了睡眠之道。」就足夠了。現在你已經掌握了睡眠之道，了解其中一切奧祕，能有意識地進入睡眠境地，到了瑜伽睡眠的境界。所以，阿周那，我認為你已經準備就緒，足堪傳授，我要讓你一窺天地的覺識。

換個方式，我們可以說，能接受啟引進入三摩地之人，一定要先掌握睡眠境地。掌握睡眠境地的意思就是「瑜伽睡眠」。

有一點我們絕對要弄清楚，現在外面有某某斯瓦米，包括本人在內，出了一些書籍、卡帶、唱片，號稱是教人瑜伽睡眠法，其實都只是在教瑜伽睡眠的準備功夫罷了，不是瑜伽睡眠之本。我們的上師斯瓦米拉瑪在他撰寫的《火與光之道・第二冊》中，有一個章節題為「瑜伽睡眠」，裡面長篇詳細描述了具體的練習步驟。你仔細去閱讀的話，其中真正在講瑜伽睡眠之本的只有寥寥幾句話。他不是在下定義，而是在給一些提示。所以，即使這個章節所講的，也還是在練習準備的功夫，把人先準備好，才能教他瑜伽睡眠。瑜伽睡眠是無法靠聽卡帶來學習的，你要進得去才行。

好，那我們怎麼知道自己的準備功夫已經到達了精通的地步？假如某一種功夫、技巧或是練習方法，是要把你帶到某種境界，而你練到了不必再靠技巧就立即進到那個境界，才算是精通那門功夫。這是我們對於所謂精通的定義。但是要小心，我們的驕慢心常常會宣稱，我已經精通了。今天我們是處在「黑暗紀代」（Kali Yuga），這個時代特別容易出「大師」。那些淺嚐即止就自認為大師的人，比比皆是。

我們現在要花很多時間在放鬆法的練習上面，練六十一點、藍星觀想法，練導引氣息從頭至腳趾，又從腳趾回到頭頂等。你要把房子建在下一個山頭，要是能住進那棟房子裡，你就不必來回地爬上爬下。能保持在那個較高的境界中，保持住那樣的覺知狀態，那麼你就不再需要在你房子高度以下的谷地上上下下。這些谷地代表了參差不齊的憂喜、失望和希望，你在其中上上下下就要浪費大量的力氣。等你搬進這棟房子，下一步是在更高的山頭上建另一棟房子，在這兩棟房子之間爬上爬下，慢慢地，你適應了更高的房子，就放棄原本高度的房子。你的下一個目標是更高的高度，直到你搬到須彌山（Meru）跟神住在一起。須彌山是個隱喻，那是另一個話題。

所以講到瑜伽睡眠的定義，這些練習的步驟並非瑜伽睡眠之本。

★

我們的心內有「穴室」。有一種修練法是要進入滿布光明的心穴，例如，我們在每年「希瓦之夜」（śivarātrī）那天晚上所做的特殊觀想靜坐，以及其他心穴的觀想靜坐，就是如此。有時候是要進入滿布音聲的心穴，因為它是「無擊之聲」（anāhata）之所在，不是由敲擊而產生的音聲。順帶一提，所謂意守音聲（nāda）禪定是有兩個所在，一個是在「無擊之聲」的穴室中心，另一個是我們稱之為「蜂穴」（bhramara guhā）之處，位於大腦的右半球。腦神經的研究顯示，人類的音感中心位於大腦的右半球。這也是為什麼我們在領咒語的時候是用右耳去聆聽。

要進入心穴和蜂穴，都是有門徑的，你無法光憑想像坐下來就進得去。很多人就靠看書，然後自己試著去集中在眉心，或者想像去到大腦右半球。這些都要找到門徑，是要循著能量的脈絡。

我沒有把喉部列為音穴之一，因為我們這裡說的是「無擊之聲」。音聲有四個階段層次：至上音（parā）、可見音（paśyantī）、中音（madhyama）、外音（vaikharī）。我們講出來的言語音聲叫做外音。人口中發出來的音聲，與驢子口中發出來的叫聲沒有差別，都是外音。我們說的音穴中心，不包括喉嚨在內。有些瑜伽學生想要專注於「嗡」，他們想著，發聲出來比不出聲好。其實，發出聲來的「嗡」就不是「嗡」了，這又是另一個題目。

回到門徑，我們要經由特殊的脈路來進入這些穴室，你要用心念循著脈路才能進入。例如，你要由城外入城，不能坐在城外光靠想的就能進城。你必須知道要走哪條路，因此要有地圖，還要有一個具經驗的嚮導，才會順遂。

控制夢境的中心在喉部，但是，你也要知道去到喉部中心的門徑，都是有脈絡可循，這些都是屬於「室利毗底亞」（Śrī Vidyā，尊顯之學問）的範疇。

控制睡眠的中心在心穴室，但是那裡是穴中有穴，層層相套。《曼陀羅梵書奧義書》說到那裡有五重空間，一重含著另一重，空間中還有空間，每一重空間的光和音都不同。這不是兩、三天可以體會到的。

在進入心穴之際，如果你看到光明或是聽到音聲，那就不會帶你去到瑜伽睡眠。在那同一個空間有許多不同的穴室，這在生理解剖學上是不存在的。學醫的人會認為這是胡說八道，裡面哪有燈在放光，哪有鼓在鳴響？

就在那同一個空間裡，又可以有許多空間，所以有光明的穴室、音聲的穴室，最深邃的是三摩地穴室。你必須要知道哪個才是瑜伽睡眠的穴室，那是一個絕對靜默、漆黑的穴室。那黑得如此濃稠，你拿把刀都劃不開。那是所有的感官感受全部融合為一的境地。

你要記住，瑜伽睡眠和世界消融的「拉耶」（laya）境地，是非常緊密連結的。當思想、光明、音聲、干擾、活動都停止了，你就是去到那裡了。然而，在那絕對靜止中，你可不是無知覺的，是清楚覺知自己在那個境地中。你不是如同普通人在沉睡似的沒有知覺。你意識到自己在那穴室中，能觀察到在那裡沒有任何字語、沒有任何音聲、沒有任何光明、沒有任何動作、沒有任何記憶、沒有生出任何印象，那就是瑜伽睡眠境地了。然後你從那個「拉耶」的境地中，可以創造出整個宇宙世界、能作詩、能寫下巨篇的史詩、對任何題材都能一目了然，都只在一瞬間完成。

可憐的孩子們、學生們，一直在死記、死記、死記，就怕忘記。什麼是忘記？我們絕對不會忘掉任何東西。任何事物都不會被遺忘。就算你眨一下眼睛這樣細微的動作，都會在心地中留下印象，成為一個心印存在你的記憶庫中。即使到了腦子停止作用的時候，心地中所有的心印還是會被完整保存下來，去到下一世。所謂記不住，問題出在回憶，用現代語言說就是儲存的資訊無法有效讀取，無法找到它歸檔的所在，檔案調不出來。試想一下，假如你已經打開了一萬個檔案夾，還要再開更多的檔案，但電腦說沒有剩餘空間可用。你只有先關閉某些檔案夾，才能打開你想要的檔案。

這就是瑜伽睡眠：關閉檔案。你連我剛講完的那句話都無法完整無誤地默寫出來，是因為你腦中開了太多的檔案。所以，把那些檔案關掉。這就是瑜伽睡眠。然後你在瑜伽睡眠狀態中把想要的檔案調出來。你躺在原地，嗯，我的西班牙語檔案在哪裡，我的梵文檔案在哪裡。我讀過某個句子或是說過某個句子，假如需要的話，我明天、後天、大後天都可以再一字不差地重複，因為當我在讀、在說的時候，我的心念沒有分散到其他地方。若你有本事的話，在感到昏昏欲睡的時候，反而是讀書的最佳時機，你可以把睡眠轉化成瑜伽睡眠，那麼那些心印會變得很清晰。

有人問，我們的心念不夠清澄，因為日常的作為又會不斷地形成無數新的心印留下來，尤其在靜坐時要如何停止形成這些心印？

假如我面前這個杯子已經盛滿了水，我就不能再倒水進去。同理，你不用去擔心要怎麼停止形成新的心印，不用去擔心如何不起念頭、不起妄念雜念，你只要讓你要的那一個念頭起來，就不停地只起那一個念頭，別的念頭就沒有空間了。所以為什麼我們一直要大家在呼吸間不要停頓，因為在那短短的一頓之間，會進來幾百萬個念頭。

你要怎麼忘掉那些不愉快的經驗？你每回憶它一次，它就變得更強。你不停地在那同一個點，用同一個印模去打印、打印，可想那個心印會變得多麼深厚。所以，你何苦一遍又一遍去做？反過來，你說，好，咒語、咒語、咒語。不斷地用咒語的印模去打印，做了又做，做了再做，最後你就不會去記得其他無關緊要的東西了。

十六世紀印度文學大師圖思達思（Tulsīdāsa）用阿瓦提文（Awadhi）寫了一部歌頌古印度神人羅摩（Rāma）的長篇詩歌，叫做《羅摩事蹟之湖》（*Rāmacharitamānasa*），又叫做《圖思達思之羅摩衍那》，這是北印度地區流傳最廣的一部具有宗教地位的典籍，也是最廣為人知的一部《羅摩衍那》（*Rāmāyaṇam*）。所有的母親，即使是不能讀寫之人，在搖嬰兒入睡時，都會背誦這部大書裡的篇章給孩子聽。在歐美，孩童要去主日學校學宗教。在印度，宗教是跟母親學來的，是坐在母親的腿上，聽母親背誦經文，一代一代流傳下去。

今天有多少義大利人能背誦一段但丁的作品呢？找一天晚上，在孩子臨睡前為他們讀一段但丁《神曲》的〈天堂篇〉，「是愛，在旋轉太陽和群星。」為什麼不把像這類的情景讀給孩子聽？但丁對聖母瑪麗亞說，「你是你兒子的女兒。」這是非常深厚的語言，能夠提升孩子的心識境地。

《圖思達思之羅摩衍那》全書共有一萬六千頌，我的上師說，除了少數幾條頌句，其餘每一句都一定有 Ra（羅）或者 Ma（摩）這兩個音節在內，而 Rama 正是圖思達思個人所持頌的咒語。由此可見這咒語在圖思達思心中留下的印記有多麼深。

印度國父甘地是另一個例子。甘地終身持誦 **Ram Nām**（意思是：神名），整個國家就是在他帶頭的這個頌揚聲中取得精神力量，最終成功獨立。我記得，當時成千上萬人自願前去接受當局逮捕，一路上唱的就是這個。當時全國上下三億五千萬人，都在唱：**īśvar allāh tero nām**（依希伐若．阿拉．為汝名），這句頌詞原本出自《羅摩衍那》，甘地略作改動，加入了「阿拉」，成為「依希伐若（印度教徒的神主名）、阿拉（穆斯林教徒的神主名）都是上帝您的名字」，團結了全民。據說，是一位患有痲瘋病的斯瓦米將 **Ram** 的咒語傳給甘地，他在獨立抗爭運動中一直持這個咒，又把它交給了全印度的民眾。甘地最後遭人行刺而身亡。如果是我中了槍，我會說「啊！」，可是甘地在中槍之際，他只說出「**He Ram! He Ram!**」（噢，神哪！噢，神哪！）然後才倒下。這就是咒語形成堅固心印的力量。

★

你要去練習瑜伽睡眠，就必須要先明白它的道理。對於很多初學的人，我建議可以先去做一個簡單而有效的練習，就是能做到連續五次呼吸而呼吸之間沒有停頓。等做到精通的地步，你再走下一步。所謂精通，就是我說過的，到了可以隨時輕易做到的地步才算。有時候做到了，覺得自己剛才靜坐的境地非常好。很好，繼續練，要次次都能做到。你坐在上師前面，他就能從某些跡象看出來你是否真正精通了。而你不要自我欺騙，自以為已經精通了。更千萬不要自滿乃至於自傲，自視為大師。

一旦你真的做到五次呼吸之間沒有停頓，那就開始試七次。等你到了連續十二次呼吸之間都沒有出現停頓的現象，就已經臨近三摩地的初階了。只要十二次呼吸，我向你保證。

有人問，為什麼呼吸之間會出現停頓？我說，呼吸會出現暫停現象，是因為我們有死亡的習慣。我們老是在死亡。每回有個新的人身，接下來我們又得死去。這是個好習慣嗎？什麼是死亡？它就是兩次呼吸之間出現的長久停頓。我們呼吸之間的短暫停頓，就是具體而微的死亡。你想不再重複那個長久的停頓，就先改掉短暫的停頓。

呼吸有三種內涵。生理內涵就是我們呼氣和吸氣的過程。其次是氣的內涵，是氣能量的流動。第三種是心念的內涵，是所以會發動呼吸作用的心念。典籍有說：「**那個不需用眼來看，所有眼卻因它才能看，須知，那個正是梵。那個可不是你們在膜拜的那個。**」[1]所以，那個不以呼吸來呼吸的，那個能發動氣，氣再去發動呼吸的，就是心念。是心念在下達呼吸的指令，然後才有呼吸的動作。當心念關掉了，呼吸就停了下來。

如果我們能把呼吸融入「空」[2]，讓它和空間一樣不可見，那個時候呼吸會出現停頓，能控制如此停頓的人，就可以控制死亡。所以，曾經有瑜伽大師在臨終之際為了等待最鍾愛的弟子趕到，借助呼吸控制而推遲捨棄肉身時間的例子。

譯註

1. 原句出自《卡塔奧義書》（2.3.9）：yac cakṣuṣā na paśyati yena cakṣūṃṣi paśyati | tad eva brahma tvaṃ viddhi nedaṃ yad idam upāsate ||
2. 是指五大元素之一空間的「空大」，而非空無的空。這是一種特殊的靜坐法。

Chapter 06

觀照自性與瑜伽睡眠

——譯者按：本文是斯瓦米韋達對學院的訪客以及「常住居民」，解釋每日例行功課的一段錄音紀錄，其主要功夫是觀照自性，除了醒著的時候要做，就連睡覺時也該做，能做到就成了瑜伽睡眠，因此也收錄在本書內。

凡是住在我們學院裡的人，我希望大家每天早上都是在一種禪定的心態中醒來。醒來第一件事，是要立刻起身覺知自己的呼吸狀態、自己呼吸流動的情形。接著，誦念早晨的祈禱文，也就是我們學院每日清晨都會唱誦的〈晨憶頌〉（prātaḥ-smaraṇa-stotram），提醒我們要覺知「梵」（Brahman）的存在。

我們從小養成的習慣是，早上下床雙足踏地之前，都會先對大地之母祈禱：「大地之母啊！請原諒我以足觸及您。」這則祈禱文是以梵文❶寫成，不熟悉的人，可以不用背誦，只要在心中有這個意念即可。

然後你可以下床，打坐或持咒，開始一天的功課，做一些「哈達瑜伽」（Hatha Yoga）。但是，我們喜馬拉雅傳承所提倡的哈達瑜伽，是一種非常細緻的練習，並非激烈的肢體運動。

「哈達瑜伽」與「業瑜伽」（Karma Yoga）有很重要的關係。業瑜伽也是一種非常細緻的練習，一般人以為業瑜伽僅僅是一種外在行為的瑜伽。請不要誤會，雖然外在行為也算是業瑜伽，但真正的業瑜伽比這要來得更加深刻。我們對業瑜伽的定義是，要在瑜伽的狀態中從事一切作為，變成一切作為都是在練瑜伽，那才是業瑜伽；也就是要時時保持在瑜伽的統一、連結的狀態之中，來執行、從事所有的作為。

所以，如此的覺知不只存於練習體位法的當下，也要擴及日常生活中的一切作為，包括你在辦公室、職場工作時，在居家生活、在賺錢營生時，你一切的行為和心念，都要保持在瑜伽的狀態中。換言之，你的內在要隨時與神性保持連結。若以印度「吠檀多哲學」的詞彙來說，那就是「觀照自性」（ātmatattvāvalokanam，是由三個字所合成：ātma-tattva-avalokanam）。同一個概念，在「數論瑜伽」（sāṅkhya-yoga）的詞彙中，則是稱為「繫念於神」（īśvara-praṇidhāna）。

「觀照自性」是無時無刻都保持覺知自己的「本我自性」（ātma-tattva），覺知自己就是「本我」（ātma）。商羯羅阿闍黎說，本我的存在是無庸置疑的，是無庸證明的，每個人都說「我存在」（I am），而不說「我不存在」（I am not）。既然每個人都說有我，而非沒有我，那麼你還需要什麼證明呢？這個說法跟法國哲學家笛卡兒的「我思故我在」不同。

你只需要覺知那「覺性之力」（**cit-śakti**）就行了。我不是說你要覺知自己內在有股「覺性之力」，而是要覺知你就是「覺性之力」！這也就是那句摩訶偈語「**tat tvam asi**」（汝即彼；你就是它，你就是「那個」）的意思。

所以當你在走路時，要覺知是誰在走路；當你說話時，要覺知是誰在說話；當你在聽的時候，要覺知到是誰在聽。這個覺知自己的「在」，應該是沒有姓名、沒有性別、沒有形狀、沒有高矮、沒有肥瘦、沒有強弱、沒有膚色區別、沒有貧富之分、不分教育程度以及知識的有無，也不分是否有職務、無穿褲子或袍子的分別，全都是同一個。

你要超越這些「附加的質性」（**upādhi**）。要覺知的是單純的那個本來的「是」或者「在」（梵文是 **bhāva**），不是「改變過了的在」（**bhāva-vikāra**），後者的意思是指那些我是這個、是那個，我不是這個、不是那個，我出生了、我沒有出生，我是年輕人、我是老人，我害怕、我不害怕，我開心、我不開心等認知，這些都是「附加」的，是一種造作。

當我們希望超越這一切之時，初級的功夫就是超越心理上的習氣、活動及心的種種反應。這些反應都是自心的造作，是一種習氣，都應該放下，把昔日種種心的習氣全都拋開。其後，只單單去覺知自己的「在」，自己的「本」。要覺知自己的「在」，知曉自己的「是」，而不去說自己「是什麼」，只有那個「是」，沒有後面的「什麼」。

現在，請先放下手邊的一切，包括你的筆和筆記本。此刻，我們的心猶如許多在草原上漫遊的牛隻，你要吹響奎師那的牧笛，把所有的牛都給喚回來，也就是把所有的感官都收攝回來，只單純去覺知自己的「是」與「在」。（譯按：此時，斯瓦米韋達停頓下來，等待大家進入狀況。請讀者也體會一下自己此刻的「在」，不要費勁去找，只是去體驗那個「在」，不要給它附加任何的名字、狀態。）

現在，請繼續保持那份覺知，輕輕睜開雙眼。

睜開眼之後，觀察是誰在看，一切都是自己的「本」，是它打開了感官在看。當我們在看的時候，要覺知到自己的「本」。感覺自己的呼吸，觀察是那個「本」在呼吸。這就是在「觀照自性」。

在一天當中，隨時去做這個練習，去覺知自己的「本」，當你在進食、品嚐食物、走動、做體位法的時候，一再去問「誰」、「是誰在動」。在動的時候，觀察心識之流如何進入你的手臂，這就是我們之前所提到的，細緻地練習哈達瑜伽的方法。而經由對呼吸的覺知，又能夠把哈達瑜伽變成吠檀多的一種修行方式。覺知「覺性之力」，觀察這個「力」如何進入自己的四肢，你就會知道「本我」沒有動，是「本我」讓身體動起來。這就是在實踐、應用《奧義書》的理論。

在學習《奧義書》時，我們讀到商羯羅阿闍黎大師在他寫的註釋中，不斷地提到兩個字眼：jñāna 和 vijñāna。大師一貫地把前者定義為理論上的知識，在真正的智慧成就之前，所有的知識都只是理論上的知識。後者則是經過實證的知識。所以我們在學院裡所教導的，無論是吠檀多的《奧義書》或是《吠陀經》，所教的都是實證的知識，而非理論的知識。而要覺知我們的「本」，無須使用任何的技巧或方法，（譯按：斯瓦米韋達閉上眼睛，停了半分鐘，才再開口）是這個「本」在驅動我們的呼吸。

★

「觀照自性」，ātmatattvāvalokanam 這個梵文片語，拆開來是 ātma-tattva-avalokanam 三個字。在今天許多歐系的語言中，auto（自動）這個字就是由 ātma（本我）衍生而來，例如，汽車是 automobile。在德文中，atmen 是呼吸，ausatmen 是呼氣，einatmen 是吸氣，這可不是說讓本我進來、出去。

第二個字 tattva（本性）當中，有一個重要的關鍵字：tat，字面意思是「那個」，就是英文的 that。tattva 是「那個的本性」、「那個的真實面目」。在很多的咒語、偈語中都會出現 tat 這個字。例如，那句摩訶偈語「tat tvam asi」（汝即彼）。又譬如〈蓋亞曲神咒〉（Gāyatrī）中的 tat savitur vareṇyam，很多人在翻譯此句時，都只有翻後面兩個字：savitur vareṇyam（日神莊嚴），卻將前面的 tat 給漏掉了。那個 tat 就是上面說的 tat tvam，你就是那個值得我們景仰的光明。在吠檀多哲學，「那個」（tat）就是「你」（tvam）。

目前我所看過的翻譯，沒有一個能讓我滿意，沒有一個！有過實證經驗才能翻出它內在的密意，不能只翻它文法上的意義。它的下一句是 bhargo devasya dhīmahi，其中的 dhīmahi 被翻成「對彼冥思」（meditate upon），讓我們去冥想某一個對象，讓我們沉思「那個」，但是原文中哪有「對彼」（upon）這個格式？所以不能如此翻譯！那讓我們冥思，冥思什麼？不是外界的某一個對象，是要冥思自己即是光明之神明。

所以，「觀照自性」裡的 tat，就是〈蓋亞曲神咒〉中的 tat savitur vareṇyaṃ，就是摩訶偈語的 tat tvam asi。就是我們每天早上唱誦的〈上師咒〉（Akhaṇḍa）中的 tat-padaṁ darśhitaṁ，這不是說上師讓我看見了那個臺階的意義，而是上師讓我見到了「那個」的意義，「那個」（tat）就是「你」（tvam），所以要禮敬上師（tasmai śrī-gurave namaḥ）。上師把「那個」的意義告訴了我，「那個」就是我，所以我要禮敬指引我的那個上師。而在《卡塔奧義書》中，我們也讀到：「這個正是那個」（eta vai tat），是聖人在誦念咒語時所說的話，意思是，你此刻所感受到的這個體驗，正是那個咒語的意義。所以「觀照自性」裡的 tat，是要你去感受體驗「那個」。

所以，tattva 是「那個的本性」、「那個的真實面目」。

第三個字 avalokanam，ava-lok 就是觀、看，例如英文的 look 就是由 lok 演變而來。在看什麼？在看**ātmatattva**（本我自性），這本我不是在牆上，不是在天上，本我在哪裡？如果你已經懂了**tattva**這個字中的**tat**（那個），就知道「那個」就是**tvam**（你），那個就是你，那個本我就是你自己。**avalokanam**，要隨時去觀那個，所以在一切作為中，要和它保持相繫，和它結合，這樣的結合就是瑜伽，在一切作為中保持如此的結合，就是業瑜伽。隨時醒覺，是哪個在行走，是哪個在品嚐食物，是哪個在看、在聽，是哪個在生氣，去把那個找出來。

所以這是你們在這裡要練習的第一個功夫，不需要任何方式，沒有任何技巧竅門，也不需動用肢體，就只是覺知自己的「本」，就像我們前面所做的練習，如此而已。這就是「禪思本我」（**ātmadhyāna**）。

在我們學院常住的人，二十四小時都要做這個練習。功夫到了，即使在睡眠中都能行此觀照，能夠覺知是誰在睡。

「睡眠」和「神性喜悅」在經典中被稱為雙胞胎，是一體的兩面。商羯羅阿闍黎大師說，我們都想進入睡眠，因為睡眠是我們最接近「神性喜悅」的境地，也就是「梵的喜悅」（**Brahmānanda**）的時刻。在經過清醒境地與做夢時分的紛擾之後，我們都渴望進入自己本來的喜樂狀態。由於我們要找尋那個喜樂境地，才會進入睡眠。

從瑜伽的觀點來看，睡眠也是一個修行的功夫。所以，你除了在白天要做「觀照自性」的功夫之外，如果做得到的話整夜都要做，《瑜伽經》說，「**或以夢境睡眠為所觀緣。**」

（svapna-nidrā-jñānālambanaṁ vā〔I.38〕），所以你還要從睡眠的過程中來學習，**不是學習怎麼入睡，而是從觀察入睡的過程來學習**。這是初步功夫，觀察自己是如何睡著的，看著自己是怎麼由清醒狀態轉入睡眠狀態。這是成為一位真正能掌握睡眠的大師所要做到的第一步，不是最終的一步，不是中間的步驟，也不是第二步，而只是最初的一步。這是一項特別的練習及修行方式，我們學院裡的每位斯瓦米，以及受過梵行戒的人，每晚都應該要做的功夫。

你知道自己是怎麼睡著的嗎？這個過程究竟如何？梵文經典中常用「牛」這個字來比喻我們的感官，而這個世界即是所謂的「牛之場」，平時你的牛全都在外啃食青草，外在世界就是我們的感官進食的場所。所以，睡眠時的第一步，就是把所有的牛群都喚回家。

當你忙了一天，感到疲憊萬分，就像一個趕牛的牧者，將所有的牛群都趕回家之後，把牧牛杖放下，該休息了。你躺下來睡覺，先把感官收攝回來，你所感覺到的，不再是外在世界，而是房間的牆壁。很快地，牆壁消失了，你只感覺到身體所躺臥的床鋪。接著，你也感覺不到床的存在了，只感覺到覆蓋身體的棉被，尤其是在寒冷的冬夜裡，還有什麼比這更接近天堂的境地呢？

接下來，你對毯子的感覺也消失了，只感覺到自己的四肢。如果覺得腳冷，就會用被子把腳蓋好。接著，你連對自己四肢的覺知也消失了，你的心識會跑到喉輪與眉心輪的區域，這些脈輪在此時融合成一塊，它們在內部本來就是同一個區域，你只能覺知這個區域。最後，你會抽離此區域，進入更深的地方，進入了睡眠。這個時候，你也正在經歷「觀照自性」的階段。

換句話說，我們由清醒狀態進入睡眠狀態，中間一定得先經歷「觀照自性」的階段。假如沒有經過這個沒有任何造作、限制、條件、附加質性，完全體現本我的階段，是絕對不可能睡著的。失眠的人，就是無法抓住此一純真的本我狀態，因此不得成眠。

如果在「睡眠」時不會進入昏睡，能保持在「觀照自性」的狀態，那就成了所謂的「瑜伽睡眠」（**yoga-nidrā**）。在這個狀態中，所有的感官都在休息，思想心念也在休息，唯有「覺性之力」在覺知它自己。

所以我們所有的斯瓦米，以及受過梵行戒的人，來到學院這裡每天都要做這兩個功課。第一，無時無刻不在做「觀照自性」。第二，仔細觀察自己是如何睡著的。而要觀察自己是如何進入睡眠，就必須要經過「觀照自性」的階段。這個階段是入睡所必經的，即使是最愚蠢、精神失常的人，也都要經過這個階段才能入睡。

這兩個修行方式，大家一定要去實修。帕坦迦利的《瑜伽經》中很強調的一個字，即是第一章第一篇所提到的「串習」（**abhyāsa**）。我們告訴所有的學生，要不停地串習、串習、再串習（**abhyāsa, abhyāsa, abhyāsa!**）。但串習的定義是什麼呢？《瑜伽經》提到「串習」這個字，先是在第一篇第十二經提及：「彼等因串習坐無執而止。」（**abhyāsa-vairagyābhyāṁ tan-**

nirodhaḥ，白話翻譯為：那些「心念」，由於串習坐法以及無所執著的緣故，能夠受到控制而止息。）。然後在第一篇第十三經說：「此中，致力於得止者，是為串習。」（tatra sthitau **yatno'bhyāsaḥ**，白話翻譯為：串習和無執這兩者之中，串習是致力於得到靜止、穩定。」《瑜伽經》中的文字都有好幾層的意義，有字面的意義及超越字面的意義。

讓我們來看第十三經更深一層的意思，串習是從某一個「地」（**bhūmi**，功夫的境地）提升到更高一個「地」，往往本來已經達到某一個層次、地步，可是卻又從這個「地」滑了下來，退步了。我們可能在這一分鐘到達完全能夠覺知呼吸的地步，下一分鐘卻又跌落下來，從這個境地退了出來。

我們這些凡人都是會退轉的，只有大修行人才能夠一直保持此地不退轉。所以，這一條經告訴我們，要努力站穩在某一個境地、地步，這就稱作「串習」。

abhyāsa（串習）這個字中的 **abhi-** 是面向什麼東西而坐，坐在什麼東西面前的意思，因此，串習就是坐在上師的面前，坐在神的面前，坐在自性的面前的意思。所以我們翻譯成串習或修練，並非完整的意義，只是它的一個次要定義。我們修練《瑜伽經》，是為了能夠實證文字上所描述的經驗，這才是修練的真實意義。如果你能夠在修練中，自己實證到文字上所描述的經驗，你就能去為《瑜伽經》寫註解，能著書立說，整個世界都會拜倒在你的面前，稱你為大師。

所以，希望你能夠如實地修練，而後實證入睡的過程。即使是一條蛇、一頭牛、一隻蜘蛛，牠們要進入睡眠狀態時，都會經驗到「觀照自性」的境地。所以不妨說牠們都是在修練「觀照自性」，因為牠們到不了這個境地，便同樣無法入睡。若你能窺探一隻鳥的內心世界，你就會知道，即使是一隻鳥，也必須經過這樣的境地才能入睡。即使是一棵樹，也要能「觀照自性」才能在夜裡入眠。因此，印度有項傳統，絕對不能在夜間拔草、摘取花朵，以免驚動它們的休息。

以上是建議大家要做的兩個練習。

第三個練習是，我們的傳承經常鼓勵大家去做的兩、三分鐘的靜坐，利用幾分鐘的時間去觀察自己的呼吸。早晨醒來時，觀察自己的呼吸兩、三分鐘，在下床前，在離開房間參加早禱前，在早上做任何功課之前，在回到自己房間之前，在上課及用餐前後，在每一個轉折的時刻，都給自己兩、三分鐘的時間靜下來。

會開手排車的人會知道，每當要換檔時，都要先轉到空檔，才能換下一個檔，所以日常生活中的每一個轉折之際，都要將心念放到空檔上。但這個空檔，並不是汽車的排檔，而是空空如也，無事可做的空檔。每天都盡可能地去多做這個練習。

不要以為打坐時，必須一次坐上三十分鐘或更久的時間才行，這並非每個人都有空閒、有本事能辦到。但是，給自己兩、三分鐘的時間靜下來，帶著決心去做，你一定能做得到。

在心中下定決心，發心發願（saikalpa）：此後的兩分鐘之內，我只去覺知到呼吸的流動、感覺自己的呼吸；此後的兩分鐘內，我的呼吸與呼吸之間，不會出現任何空隙或停頓。

譯註

1. 梵文原文是：samudravasane devi parvata stanamaṇḍale | viṣṇupatni namastubhyaṁ pādasparśaṁ kṣamasvame ||，中文翻譯為「以海為衣裳，以山為胸膛，大地母親啊！對您頂禮，毗濕奴之妻啊！原諒我以足觸及您。」

Chapter 07

瑜伽睡眠與腦波實驗

我們傳承的弟子都知道，斯瓦米拉瑪在一九七〇年代早期，與美國堪薩斯州的曼寧哲基金會合作的科學實驗。他在這個實驗裡所做的示範是，即使在腦波頻率呈現一至四赫茲的德爾塔波的狀況下，他仍然完全保持清醒的意識，連房間中旁人彼此低聲耳語的內容都聽得到。普通人只有在進入最深沉且不容易被喚醒的睡眠中，或是昏迷不醒或頻臨死亡的狀態，才會呈現德爾塔腦波，但斯瓦米拉瑪可以全程保持清醒和有警覺。

一九七〇年代早期的科學設備當然不如今日來得精密，更何況這方面的儀器還不斷在進步中。在這一方面，我一向熱衷於深入發掘，自己也是多次實驗的對象。我得出的結論摘要說明如下：

要研究瑜伽睡眠，我們必須先弄清楚我們在討論的、做科學實驗的、自己練習的，是屬於哪個境地階段的瑜伽睡眠。

・**第一階段：**深沉的放鬆狀態。時下所謂的「瑜伽睡眠」一詞，通常所指稱的僅是屬於瑜伽睡眠的準備練習功夫，而很多瑜伽老師針對這個部分所教導的方式也很鬆散，不成系統。它是一套完整的準備功夫，每個環節都有好幾種練習方法，必須循序漸進地去練。在做這些練習的時候，腦波會產生阿爾法波，而到了再進一步的練習功法時會貼近更平緩的西塔波。這些進階的功法也可以用來做自我治療。

・**第二階段：**介於第一和第三的中間階段，可以應用的目的包括創新、發明，遇到不能解決的問題時用來「接收」解答，譜寫演講稿、研究論文、詩歌乃至於憲章，擬定詳盡的行動方案等。在這個階段，做這些練習的時候，腦波會呈現西塔波，甚至貼近了德爾塔波。

・**第三階段：**在第一階段所教導的準備功夫，到此進入真正的瑜伽睡眠狀態，進入心窩部位裡面的「洞穴」，心念是處於《瑜伽經》第一篇第十句經所謂的「無所認知」，認知處於否定狀態。初學者可能需經過資深的老師帶領，才能進入這個深沉的境地。斯瓦米拉瑪建議我們，在這個境地的停留時間每次不要超過十分鐘。在第三階段，腦波起初會呈現西塔波，等到深入這個境地就會變成德爾塔波。此時，雖然腦波值顯示人已經進入無「快速動眼」（Rapid Eye Movement, REM）的沉睡階段，可是卻仍然能覺知到自己周遭的環境。

・**第四階段：**這個階段就不受上述十分鐘的限制。這是瑜伽大師的睡眠方式，可能一次睡上三個半小時。此時，他的心同時處於兩個層次。心較淺的一層是如同常人一般的睡眠，而較深的一層則是保持在一種自然而毫不費力的「不持而持」的持咒狀態，以及處於一種特別的禪定狀態，是沉浸在對一己的昆達里尼覺知中。有的瑜伽師則是一半的睡眠時間與常人的睡眠無異，而另一半時間則是處於這個階段的瑜伽睡眠。這個階段的腦波會來回轉換成西塔波或德爾塔波。能做到這個程度的人，外貌能保持得比實際年齡更年輕。只有在精通了前三個階段修練的人，才能夠學會輕易滑入第四階段。

・**圖瑞亞：**精通第三和第四階段修練的人，就到了「圖瑞亞」（tūrya）境地的門檻，可以滑入其內。只有在這個階段，瑜伽睡眠成為圖瑞亞，兩者變得無分別，在此以前的其他階段都不算。此時腦波呈現無波的直線。

我是親自經驗過種種不同流程和階段之後，才得出上述結論。

其後，我讀到美國威斯康辛大學的理查・戴維森（Richard J. Davidson）博士為幾位西藏僧人所做的檢測研究報告，研究人員使用的儀器一共接上了一百二十八個感應端子，來記錄僧人的禪定狀態。研究的結論報告流傳甚廣。

我們在印度的學院中也設有一間禪定研究實驗室，是由幾位在神經科學領域非常有地位的國際學者合力幫忙成立的。我們實驗室的作業規範鉅細靡遺，完全依照科學方法而設計。在此以前，我曾經在國外幾間有名的實驗室，對我在禪定狀態中的腦波反應做過好幾次檢測，像是位於美國科羅拉多州波德市的實驗室，以及德國布萊梅大學實驗室等等。我對測試的結果不是很滿意。其後，我把自己對於測試的某些研究方向不認同的地方，以及改進測試的建議寫成一本小冊子出版，名為《實驗室內的瑜伽師》。

前來我們的學院接受禪定訓練的人士中，有好幾百位都接受過檢測並留下紀錄，其中有些人本身已經具有深厚的禪定功夫。這些都是珍貴的第一手資料。

前述那份對西藏僧人測試的報告中提到，在禪定時腦波曾經產生伽瑪（gamma）波，我讀了大感興趣，因為在斯瓦米拉瑪做檢測的年代，科學界對這個波段還缺乏認識。我在布萊梅大學實驗室做檢測時，他們的儀器也不夠精密到這個程度。而我們學院實驗室現在增添了比較先進的設備，有六十四個感應端子，甚至可以偵測到比德爾塔波的一赫茲頻率還要低的伊普西隆（epsilon）波段，以及比伽瑪波段一百赫茲頻率還要高的蘭布達（lambda）波。在我受檢測時，儀器的紀錄一致地顯示出有伊普西隆波和蘭布達波，而前述大衛生博士為西藏僧人檢測所紀錄到的伽瑪波段，是落在二十五至四十二赫茲之間。

能產生這種腦波的波段值，除了一、二個檢測過程之外，我用的只是我們教人練習瑜伽睡眠的做法。我無法詳細描述我所使用的方法，這其中有大約五十個步驟，包括幾百個微細的禪定法。要發生這種波段，我自己做的話，要用上一個半小時。碰上有喜馬拉雅的聖人來到我的內在幫我做的話，只需要一個小時或更短的時間就可以了。我在做這一系列的檢測時，也不是集中在通常做瑜伽睡眠時的心輪心穴。我去的是在更上面的「十二節」處，這是位於頭頂囟門上面十二指幅的意識中心點，也是我們的細微身頂端最邊緣處。

關於這一點，我還需要再做檢測，比較一下瑜伽睡眠的心穴及囟門上方的兩種集中方式所產生的腦波是否不同。

我這個境地是屬於《瑜伽經》內所說的「有智三摩地」，是我目前為止所能做到的地步，還有更高的境地有待努力。

專欄

睡眠腦波狀態簡介

——譯者按：薛麗・泰勒絲（Shirley Telles）博士是印度喜馬拉雅瑜伽國際協會的科學總顧問師，二十年來以科學手段研究瑜伽，在這個領域內發表的學術論文早已超過百篇。本文是她應斯瓦米韋達之邀，前來學院協助學員進行禪定音聲訓練，如何利用生物回饋儀器來學習在最放鬆狀態下發音時，向學員介紹腦波狀態的部分說明，因為對於了解瑜伽睡眠有所幫助，所以附於本書之內。

斯瓦米韋達：能否請你為大家簡單介紹一下貝塔、阿爾法、西塔、德爾塔這些名詞有什麼意義？

泰勒絲博士：我們活著的時候，腦會產生電力。這個電力不同於讓電燈發光的電力，電燈中的電力是一種「電子」的流動現象，而腦部所產生的電力是「離子」的流動現象，例如納離子、鉀離子等。因為有這種電力，如果我們將感應端子黏附在頭皮上，就能測到。科學家大約在一百二十年時就知道有這種電力存在，而且把它分為五種不同的頻率波段：

・德爾塔波（δ），頻率在〇・五～三赫茲之間。赫茲是每秒鐘出現波幅的次數，頻率越慢，波形就越大，越快則波形就越小（請參閱附圖）。普通人只有在深沉的睡眠中才會出現這種腦波，這種深沉睡眠是「修復性」的睡眠。陷入昏迷不醒以及臨死之人，也會呈現這種腦波。

・西塔波（θ），頻率在四～七赫茲之間。通常在淺睡期間出現，此時很容易被叫醒。

・阿爾法波（α），頻率在八～十二赫茲之間。當普通人閉起雙眼時，它是出現在後腦部位。我們及其他許多實驗室都量測到，打坐有一定功夫的人，即使在眼睛睜開的時候，

腦波圖

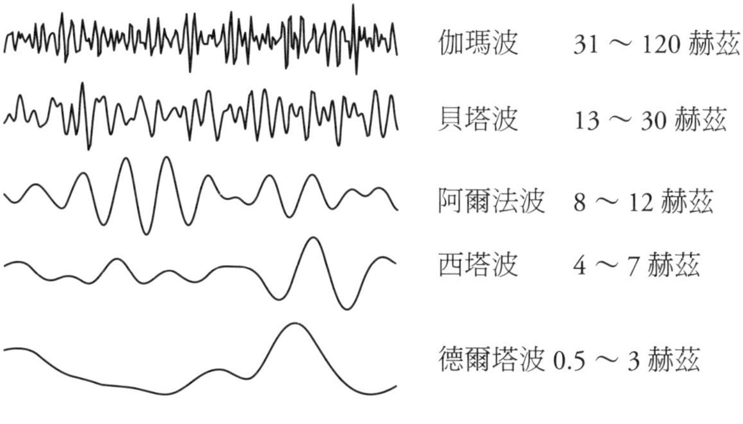

也能在前額部位測到阿爾法波，這是特別的現象。阿爾法波通常是在非常放鬆的狀態下才會出現，所以大家就把它視為和放鬆是同一回事，但是它不止如此。

・貝塔波（β），頻率在十三～三十赫茲之間。這是腦部處於活動狀態，例如當我們在回想記憶、想電話號碼、寫東西的時候，是呈現貝塔波。

・伽瑪波（γ），頻率在三十赫茲以上。這是近年來較多人談論到的波值，有很多關於禪定的實驗是集中於伽瑪波。

斯瓦米韋達：特別是有一位理查・戴維森對西藏僧人的靜坐檢測。

泰勒絲博士：是的。伽瑪波被認為是一種既集中又放鬆的狀態。

斯瓦米瑞塔方：有人在瑜伽睡眠時量測到伽瑪波嗎？

斯瓦米韋達：沒有。瑜伽睡眠是呈現德爾塔波。伽瑪波在西藏傳承中被稱為「無對象的專注」，也就是所謂的「泛愛」，主要是戴維森博士對一群來自西藏的僧人在美國威斯康辛州的實驗室中，檢測他們那種靜坐方式的腦波數值而做出的報告。跟我們檢測的靜坐方式不同，我們目前還沒有做這類型的檢測，或許我們將來可以試試。泰勒絲博士，請你再進一步把腦波和睡眠、作夢這些精神狀態的關係為大家介紹一下。

泰勒絲博士：好的。我們剛覺得放鬆，開始要入睡時，腦波大部分是阿爾法波。隨後，會進入轉折狀態，我相信很多人都有過同樣經驗，尤其是在忙碌一天之後，當你正要睡著之際，人會忽然抖動而醒過來，在那個階段的腦波是低頻率和高頻率相互參雜的，這是在轉折到失去覺知的境地。

當我們進入淺眠階段時，會出現西塔波，還會出現所謂的「紡錘波」（Sleep Spindles）。我們至今還沒有完全了解這些現象的意義和重要性，不過它們被視為是與肌肉的放鬆有關。

接下來，由淺眠進入夢境之前，也就是身體開始進行修復的時候，西塔波逐漸變為大而慢的德爾塔波。通常人會在這個階段停留約九十分鐘，然後進入第一個睡眠週期中的夢境。

第一個睡眠週期中的夢境時間大約只有五分鐘，其後整個夜裡這種週期會反覆循環，到接近黎明的夢境時間是最長的。我們在黎明時分夢最多，此時的夢境可能會有三十或四十五分鐘之久，而在那個時候，腦波最接近清醒時分的腦波狀態，參雜了很多頻率，有很多貝塔波。

我們處於夢境時會出現「快速動眼」現象，所以睡眠時的「快速動眼」就代表在做夢，此時的腦波和清醒時分的腦波很相似。所以，當我們在研讀時，有時非常難判別究竟哪個是清醒狀態，哪個是夢境狀態。在夢境中的人有兩個跡象，一個是「快速動眼」，另一個是腦波表示肌肉到了最放鬆的程度，幾乎到零，例如，這裡有張斯瓦米韋達的腦波圖，其中有一段幾乎是一條平的直線，紅色的線，通常只有在麻醉狀態下的人才會如此。

斯瓦米韋達：（笑）所以我在檢測時是被麻醉了嗎？

斯瓦米瑞塔方：清醒時和睡眠時的呼吸律與腦波狀態也是類似嗎？

泰勒絲博士：的確。深沉睡眠時的呼吸律是最慢的，而在夢境時呼吸律是最快的。

斯瓦米韋達：請為大家解釋一下，為什麼會出現「快速動眼」的現象。

泰勒絲博士：沒有人確實知道為什麼會發生這種現象。但是我們已知的是，腦部有三個地方（腦橋、膝狀體、枕葉）在做夢時會同時變得活躍起來，就可以量測到所謂的「橋腦—膝狀體—枕葉波」（Ponto-geniculo-occipital waves, PGO waves，以下簡稱腦膝枕波），由於它們變得活躍，造成了眼球的快速活動。而「快速動眼」在其他時候是不會發生的，例如在清醒狀態中是絕對沒有的。

司通馬博士：「快速動眼」現象在催眠狀態下是非常普遍的。

泰勒絲博士：是的，的確如此。但那是否也是屬於「腦膝枕波」所造成的，就沒有被研究過。所以，我們可以說腦橋、膝狀體、枕葉三個部位在正常清醒的時候，從來不會同時處於活躍狀態。睡眠時，在夢境中還會發生的一個現象，就是會有某些思想活動。

做夢的重要性何在？它是什麼心理現象？為什麼我們需要做夢？有一種看法是我們只有在「快速動眼」的時候才在做夢，這是錯誤的。我們整個晚上都會做夢，即使在腦波非常慢的時候，我們也會做夢，可是在那個時候所做的夢是一種「合理」的夢，例如，我們夢見自己坐在這個房間裡在講話，是白天確實發生過的事，這沒有什麼不合理的成分。但是，在「快速動眼」時所做的夢是不合理的夢，例如，你夢見是在自己的國家，但是忽然又來到印度，完全沒有時間差，你完全不覺得自己曾旅行到此地。又例如，你可能夢見自己會飛，或者其他完全不可能發生的事。

有這些不合理的夢之所以重要，是它就像是在把一塊黑板擦乾淨。因為它是混亂的，你前一刻在印度這裡，下一刻回到自己的國家，然後你又飛到天上，它就像是在把我們的腦子擦乾淨，因此白天所累積的一些不需要、不重要的記憶，可以從腦中除去。所以「快速動眼」睡眠的重要性，在於幫我們將重要的事形成記憶，而不是記住無關緊要的事。因為我們一天當中有這麼多事，我們午餐吃了什麼也許不重要，但是我們此刻在這個房間裡所聽到的事可能就需要記住。

斯瓦米韋達：我要做一些補充，我們有各種各樣的放鬆法，但是你們一定要了解，放鬆不是靜坐。放鬆是放鬆，靜坐則是有更高深的目的，明白嗎？很多人常常不區分這兩者，把它們混為一談。這是前提。而我們在放鬆或靜坐或是瑜伽睡眠之際，會產生和進入深沉睡眠時相同的腦波狀態，但那是我們主動有意志產生的結果，而睡眠則不是有意志產生那種腦波狀態。

所以，斯瓦米拉瑪當年第一次所做的實驗，他是在自己的意志控制下產生了深沉睡眠的德爾塔腦波。儘管儀器顯示他進入了非常深沉的睡眠，不應該聽見任何聲音，但是他其後卻能將當時在房裡的人低聲輕語的對話完整複述出來。

我們在實驗室要做的瑜伽睡眠檢測，是要複製同樣的情境，當受測者腦波呈現德爾塔波的時候，旁邊的人會念出一連串字詞，然後等受測者從瑜伽睡眠狀態出來後，看他是否能重複所聽見的字詞。

這就是有意志控制所產生的腦波，在放鬆和靜坐時都會發生的現象。我們的禪定實驗室要進行的實驗，就是檢測不同層次的放鬆法和靜坐法，看看它們所產生的腦波有何不同。這是個大計畫，將會需要很長、很長、很長的時間來收集檢測資料。

又例如，還沒有人研究過靜默對人有何影響。靜默是我們傳承中重要的法門之一。

今天的時間不多，我們很感謝泰勒絲博士為大家的講解，你們還有什麼提問嗎？

斯瓦米瑞塔方：我們的發音實驗為什麼沒有加入呼吸的因素？

泰勒絲博士：學院中的器材目前只能夠追蹤記錄一件事，所以我們決定選擇以前額肌肉的緊張度做為發聲訓練的檢測指標。但是，我絕對同意你，呼吸，尤其是橫隔膜式呼吸，會是一個非常有意義的指標。如果我們同意加入這個因素，我會樂意把需要的器材借給學院使用。

Chapter 08

瑜伽睡眠練習要點

時下所謂的瑜伽睡眠練習，絕大多數都只能算是瑜伽睡眠的準備功夫，不是真正的瑜伽睡眠。

上師斯瓦米拉瑪在那本《火與光之道・第二冊》的書中有一章題為「練習篇」，其中包括了瑜伽睡眠的練習。而全段文中，真正在講瑜伽睡眠的只有幾句話，於是不明究理的人會以為那個練習本身就是瑜伽睡眠。

斯瓦米拉瑪的另一本名為《無神開悟》（*Enlightenment Without God*）❶的書，是在講解《曼都基亞奧義書》，你們可能都讀過這本書，但是你們往往視而不見。在解釋第六節咒文那一章，也附有一段練習的方法，只有短短一頁。你們一定要把這節和第五節咒文連起來閱讀，才能理解瑜伽睡眠的哲理以及睡眠的哲理。

我教導的練習方法和斯瓦米拉瑪書中所記載的方法略有不同，然而，我是經過他的允許才做出變動的。例如，有時候，受限於場地座位的緣故，因地制宜，我只好帶大家坐著做簡單的體驗練習。正確的瑜伽睡眠練習是要平躺，以大休息式來做的。更何況，如今這些座椅根本讓人無法坐直。我笑稱這些設計背後一定有個極大的陰謀，是故意要來斷人慧命的！所以你們不要坐在椅子上練瑜伽睡眠。❷

我現在為你們讀《火與光之道．第二冊》中練習法的部分，但我建議你們最好把整本書從頭再讀一次，因為我們的意識是整體的，你不能單單抓出睡眠這一部分來學習，而不顧其他的部分：

> 瑜伽睡眠是一個簡單的法門，其中包括了幾個呼吸和心念的操作方法。在練習時，選一個安靜而不會受到打擾的地方，以大休息式平躺，頭要有枕頭墊著，身子要蓋上毯子。要躺在比較硬的地方，可是枕頭要軟。

這裡沒有寫出來的是，斯瓦米拉瑪教我們用一條深色的絹布或手帕蓋住雙眼。練習瑜伽睡眠，很重要的一點是要找到安靜的地方和時間來做。有些噪音非常擾人，感覺就像是在沉睡中忽然被人推搖醒來。講到這裡，我很感慨。你們不僅不懂該怎麼入睡，連該怎麼醒來都不會。你們也不知道該怎麼喚醒孩子。如果你魯莽地把孩子搖醒，他會哭著醒來。你只要輕柔地撫摸孩子的腳趾，這就行了，連呼叫孩子的名字都不必。當孩子開始醒來時，你可以輕柔地撫摸孩子的手指、額頭、臉面。他會帶著微笑醒來。你們今天學的瑜伽都是東一點西一點的零星東西，和生活的整體情境脫節。你不懂該怎麼帶孩子入睡，不懂該怎麼讓孩子醒來，而你卻以為光靠練瑜伽睡眠法就可以進入三摩地！先去學會帶孩子入睡和醒來吧。

繼續讀下去：

開始時，先做橫隔膜式呼吸法二十次。

老師在帶一群學生練習時，要知道學生的呼吸速度會和自己不一樣。初學者的橫隔膜式呼吸還是相對快速的。如果要大家跟隨我的速度，那要用上二十分鐘以上，很多學生就會感到很枯燥無聊。所以在做這一部分的時候，要曉得控制時間。

做完二十次橫隔膜式呼吸之後，觀想你此時吸氣好像是海洋的浪潮湧進來，呼氣時浪潮退回海洋。如此呼吸十到十五次，然後要仔細地做叫做「巡屍遊」的「六十一點」練習。（斯瓦米韋達補充：巡屍遊，śavayātrā，意思是在屍體內巡遊，在屍身內的朝聖之旅。）

接下來，你要學會放掉所有的念頭、情感、欲望，但是注意不要越界進入睡眠。在雙乳之間的部位，就是被稱為「心脈輪」的地方，是做這個練習時意念停駐的所在。心念只要集中在呼氣和吸氣上面，呼氣時，心念和呼吸要一致。心念觀察呼氣與吸氣的和諧運作。和諧是指呼吸不勉強、沒有抽搐、不淺短，吸氣和呼氣之間沒有出現不自主的過長停頓現象。

初學者因為練習不夠，容易陷入昏沉，此時大多數人會經驗到跨入睡眠狀態。這是應該要盡力避免的。若是進入睡眠狀態則不宜繼續練習，應該起身，等明天再練。這種放空自己專注於呼吸的練習，在開始時每次不可以超過十分鐘，而且每天以一次為限（斯瓦米韋達補充：這都是就初學者而言）。

我們的心有意識及無意識地慣於重複它所遭遇過的經驗。若要養成習慣，就必須絕對遵守有規律、按時、有步驟的練習方式。

★

我們做的很多練習方法，例如六十一點、放鬆法、由頭頂到腳趾再由腳趾到頭頂的呼吸法之類，都是準備功夫，不是真正的瑜伽睡眠。我認為，瑜伽睡眠必須要符合：沒有快速動眼期，腦波呈現德爾塔波，同時保持清醒覺知。這是用科學的語言來為瑜伽睡眠做個比較現代化的定義。一般人只有在進入最深沉的睡眠、昏迷不醒，或者瀕臨死亡失去意識的情況，腦波才會呈現德爾塔波。而瑜伽大師則可以憑自己的意念，就能產生德爾塔腦波。至於快速動眼期則是出現夢境的徵象，瑜伽睡眠和夢境無關。

瑜伽睡眠的基本原則是要「停駐於心穴」，但這與「意守心穴靜坐法」不同。後者是有配合使用特定的咒語，用某種觀想，以及可能配合光明的感受等。在瑜伽睡眠，則僅僅要你進入心穴，不用任何其他配合的方法，也沒有觀想或感受。這就是《瑜伽經》第一篇第十句經對睡眠的定義：

> **心念攀附於無所認知，是為睡眠。**
> （abhāva-pratyayālambanā vṛittir nidrā）

也就是說，睡眠時心念專注於「無所認知」，不起認知，不再有分散的、對立的認知，因此能產生合一，才能成為一體。

很多人問我，要怎麼利用瑜伽睡眠去獲取知識。我告訴你，這是可能的，是自然而然的，但是我不知道要如何教。如果你能摸索出來，就可以用來學習語言，解決難題，用來發明創作。短短十分鐘的瑜伽睡眠，你可以規畫出如史詩般巨大的作品，在那個當下，你會見到每一個章節、每一句話，然後你可能要用上六年的時間把它寫出來。問題是，你出了瑜伽睡眠狀態就會忘掉，所以祕訣是你出了瑜伽睡眠狀態，就立即有意識地把剛才所見到的回憶一次，那就不會忘記了。我每次都會如此做，用在我的寫作、講課，以及尋求知識和創造力上。

不只如此，瑜伽睡眠還可以用於自我療癒，因為它能夠讓整個生理、心理和神經系統徹底休息。你我目前的睡覺方式無法得到完全休息，我們還沒學會用睡眠來自我學習和自我療癒。如果你能進入有覺知的睡眠，就能應用那個覺識來獲取知識和自我療癒。

★

你要明白我們對瑜伽睡眠的定義。容我再度強調，瑜伽睡眠是：一、有意識地進入深沉睡眠，二、沒有出現「快速動眼」的現象，以及，三、腦波呈現一至四赫茲的德爾塔波，二、同時又完全能覺知自己周圍的動靜。

所以你做的那個冗長練習中，只有最後十分鐘才是在試著進入真正的瑜伽睡眠狀態。有多少人成功做到了？大多數人的心還是會游移不定，沒能停留在那個黑暗心穴空間內。心穴內有好幾個空間，可是它們又都是在同一個空間中。要能進入且停留在那個黑暗空間內，才是做到瑜伽睡眠。假如你能夠不必經由一系列冗長的放鬆和觀想，就能很快地進入瑜伽睡眠狀態，換言之，你懂得走捷徑的話，那你的功夫就很好了。

心念只執著於無所認知，雖然在那個黑暗空間中，但仍然保持完全的覺知。要能夠掌握那個境地，熟練了，才能有德爾塔腦波。那冗長的準備功夫過程中的任何部分，沒有一個能把你帶入德爾塔腦波，最多只到西塔腦波。

整套瑜伽睡眠功夫包括了許多「功法」（kriyā），每個功法又可以再細分為更多的次功法，不可能在一堂課裡面講得完。其次，你們在這裡每堂實修練習長達兩小時，平常人不可能每天都完整地把全部功法都做一次。所以你在某段期間裡，每次就只練其中一個環節，試著把那個環節熟練了，然後在接下來的期間裡，再單練下一個環節，要如此去做。

什麼叫做熟練？我講過很多次，並不是能記得整套練習的每一個步驟就代表已經熟練。我聽過有些教人瑜伽睡眠練習的錄音，「放鬆額頭，現在放鬆眉毛」，老師的聲音如此緊繃，自己都無法放鬆，要學生怎麼放鬆？那什麼才是熟練？一個簡單的定義是，你能夠不經過冗長的準備功夫，而能隨時進入那功法所要達到的效果。不再需要功法也可以隨意進入那功法的心靈境界，這才是功夫的成就，才是熟練。到那個階段，只要把心一提（saṅkalpa），決意進入什麼境地就能做到，可以出入無礙地任意改變自己的境地層次。

瑜伽睡眠中的功法步驟都是獨立的，可以單獨練，不用跟其他功法一起做。但是，下面為你列出的功夫中，很多是屬於高級的功法，就要等到熟練前面的功法步驟之後才練得起來，因為要靠前面的功法將你帶入下一步。只有在你完全熟練了前面的功法步驟，而且以我對熟練的定義為準，你才能夠直接去做這些高級的功法。

我所知的每一位瑜伽睡眠大師都強調「決意力」（saṅkalpa śakti），要發這個心，要有這個意志力：「我將不會睡著。」長久以來，我們的心被設定成一定的模式，每當我們躺下來閉起眼睛，就是要進入睡眠，成了習慣。所以在練瑜伽睡眠時，這種設定會影響我們。你就要在練習時下決心，決意：「我將不會睡著，我將保持清醒」，來改變那個設定。你在整個過程中，每一個環節裡，都要重複這個決意。假如你還是睡著了怎麼辦？也罷，那就好好睡。醒來，明天再來過。

當你的功夫慢慢進步，即使你睡著了，在練習瑜伽睡眠的時候，那種「睡眠」的品質是非常不同的，因為你那個時候是完全放鬆的。而我們有時候碰到被長期失眠所困擾的人，也會用瑜伽睡眠來讓他們好好地睡一回。話說回來，我看你們大多數人並沒有失眠問題，你們的問題是「過眠」，可是的確有人是失眠，所以重點是「均衡」。無論如何，你都應該一開始就下決意：「這個練習有特別的目的，我要達成那個目的」，在過程中要保持警覺，「我有做到嗎？還是我在打鼾？」

我的上師斯瓦米拉瑪的功夫了得，是別人比不上也學不來的。有一次，我的一位同門師兄弟寫了一篇論文，希望上師幫他把個關。於是上師把他叫進去，讓他讀給上師聽一遍。斯瓦米拉瑪習慣斜躺在沙發上，眼睛微閉，說：「好，你讀吧。」這是同時在工作和休息，我也常常用這個方法來工作。所以，我這位師兄弟就開始讀出聲來。

漸漸的，他聽見斯瓦米拉瑪躺在那兒開始發出輕微的鼾聲，他想老師累了、睡著了，最好不要吵到他。於是他就不再讀出聲來，只在心中默念。又過了一陣子，上師仍然在打鼾。他想，好吧，上師真的睡著了，我可以走了，剩下來的部分，我回到房間自己念，上師要我讀，可能只是讓我有機會自己仔細檢查一邊。

當他正要把文件闔上時，上師開口了：「是，是，繼續讀下去。」

他滿懷疑惑：「斯瓦米吉，我不過是在心中讀啊？」

上師說：「我是在心中聽。」他就說出剛才學生所讀到的段落，「再往下讀。」

這才叫做熟練，才是功夫到家。

講回主題，第一步，是決意（sankalpa），然後是放鬆功法（śithilī-karaṇa），這又可以分成三到四個部分。對於那些剛開始無法直接放鬆的人，只要先做些簡單的關節與腺體的動作，然後躺下來成「大休息式」（攤屍式）。

下一個環節是做交替「（出力）緊繃、放鬆」的練習，這其中有許多步驟，額頭的交替緊繃、放鬆等等。接下來是更細微的練習，就是斯瓦米拉瑪稱為「靜止中的動功」，是對稱的身體部位同時一個緊繃，另一個放鬆。例如，整個右手臂肌肉出力緊繃，同時左手臂保持完全放鬆；然後，換左手臂緊繃而右手臂放鬆，再換回右手臂重複，等等。這種緊鬆的練習又有許多層次。

放鬆功夫到家的人，像是斯瓦米拉瑪，可以在同一個手掌上兩塊不同肌肉的地方，分別量測到不同的體表溫度。那時我住在美國，有一次他來到我家裡，我們正坐著，他說：「我給你看個東西，什麼才叫做氣。」他拉起衣服，露出兩隻腿，不到一分鐘，其中一隻腿的膚色變得鮮紅，而另一隻變得灰白，摸起來就像屍體。他說：「我剛才把氣從這隻腿轉去另一隻腿，現在我反過來。」然後，原本鮮紅的那隻腿變得灰白，另一隻腿變得鮮紅。

這些是那種緊鬆練習的高級功法。要做到讓不同的部位同時分別進入緊張和放鬆的狀態。例如，我現在繃緊我的右手，而我的左手可以是完全放鬆的，如果你們此刻提起我的左手，就會感到如同死屍一般沉重，因為我完全沒有出力。但是，你可別指望我能把右手變鮮紅，左手變灰白，我還做不到那個地步。所以，光是緊鬆練習都可以去到非常高深的地步。

放鬆練習又有主要肌肉部位放鬆法、關節部位放鬆法，更進一步的有細微肌纖維放鬆法、內部臟腑放鬆法。這些都是不同的環節。絕大多數的瑜伽派別，在做放鬆法的時候，是由腳趾開始，逐步往上到頭部，然後再從頭部回到腳趾。但是為了某種原因，斯瓦米拉瑪教我們由頭部開始放鬆，由心識的駐地開始放鬆。但是，只有在做「嗡字功法」的時候是反過來，由腳趾開始放鬆。不要問為什麼，那是我們傳承唯一由腳趾開始放鬆的功法，它跟無上密學「室利毗底亞」（śrī vidyā）有關，因為這個身體是個「曼陀羅」（maṇḍala）、是個「揚特拉」（yantra），那又是另外一個題目。

以上這些是屬於不同層次的放鬆練習。不過，如果你勤於練習，這些放鬆功會逐漸變成一種意識的巡迴，到時你不是著意去放鬆這個肌肉、那個部位，而是在將意識帶到身體各個地方。這是屬於一種稱為「屍巡」（śava-yātrā）的功法系統，在屍體內巡遊，也是去屍體內各處朝聖，因為所有聖地在我們身體內都有相對應之處。

那麼為何要練「屍巡」？「屍體」的梵文是 śava（讀音如「下ㄜ」），就是這個物質的身體，但是其中少了個東西。練這些功法的目的是在加上那個字母「i」（讀音如「一」）。有人拿我的書來請我簽名時，我常常會寫下一句祝福，其中一句就是：「願那個 i 能加諸於你！」在咒語的學問中，「一」這個音是覺性之力的種子咒音，加上這個字音，我們才能從「屍體」變成「希ㄜ」（śiva，希瓦、濕婆）。所以，我們練「屍巡」，是要從沒有覺性的屍體，變為有希ㄜ之覺性。當然，我們本就有希ㄜ之覺性，只是自己不覺而已。所有放鬆功法其實都屬於「屍巡」功法。

我們簡要再提一次，你開始之前先做「決意」，然後才做你當時選定要做的放鬆法其中任何一個環節，因為你回去後，不可能有時間一次做完所有的環節，而且你一次應該只練一個環節，乃至一個環節其中的一個步驟，直到「熟練」為止，不要貪多。但是，次序要對。如此直到你不用再著意於放鬆某個部位，而只是在「屍巡」的過程中，指揮意識逐一去到那些部位即可。

例如，此刻你坐在自己的位置上，把眼睛閉上，把意識帶到額頭部位，帶到眉毛部位。把你的意識帶到你的眼睛。把你的意識帶到你的鼻孔。把你的意識帶到你的面頰。把你的意識帶到你的下顎。當你意識到每一個部位的時候，觀察那個部位。把你的意識帶到你的下巴。把你的意識帶到你的頸部肌肉。把你的意識帶到你的肩膀。把你的意識帶到你的肩關節。把你的意識帶到你的肩膀。把你的意識帶到你的頸部肌肉。把你的意識帶到你的下巴。把你的意識帶到你的下顎。把你的意識帶到你的面頰。把你的意識帶到你的眼睛。把你的意識帶到你的眉毛。把你的意識帶到你的額頭。感覺呼吸在鼻孔中流動……睜開眼睛。

當意識巡迴到每個部位的時候，你是否可以感覺到那裡就放鬆了，而不用告訴你要放鬆？好，這是一個階段。

下一個階段有幾種功法，其中一個是「拂掠式呼吸法」（sweeping breath）或者稱為「點對點呼吸法」（point-to-point breath），這類呼吸法在梵文是pratyāhāra。這個梵文名詞也見於

《瑜伽經》（譯按，是八肢功法的第五肢：收攝感官），不過，在那裡只是點出這個功法，實際習練是要經由傳承來教導學習。它是將「氣」（prana）由一處移到另一處。

這個呼吸法分四個功法，主要是兩種類別。一種是由頭部器官開始，逐步去到腳趾。例如，在吸氣時，觀想彷彿是由頭頂吸進來，呼氣時彷彿從眉心呼出；接著是吸氣時由頭頂吸入，呼氣時由喉輪呼出；由頭頂吸入，心窩處呼出，等等。這是一類順序方向。另一類則是反方向，吸氣彷彿由頭頂吸入，呼氣彷彿由腳趾呼出；由頭頂吸入，腳踝呼出，呼氣的部位是從下面往上。

另一個功法是，吸氣由腳趾吸入，呼氣由腳踝呼出；由腳趾吸入，膝蓋呼出，呼氣的部位一路上行到頭頂。方向的類別是，由腳趾吸氣，頭頂呼氣；由腳趾吸氣，眉心呼氣，等等。

如此一共是四個排列組合，也可以分成八個或更多排列組合，例如，由眉心吸氣，頭頂呼氣；由喉輪吸氣，頭頂呼氣等等。這個「點對點呼吸法」，梵文是pratyāhāra，意思是收攝感官。而這個梵文字又有五重不同的「收攝」。

我們這個傳承一套又一套有系統的功法以及哲理，博大而精深，在別的地方是沒有的。例如，在密教文獻中，有一句經文就包含了十二萬五千種禪定法門，我希望有一天能把這句經教給大家。在我們這個傳承訓練出來的人，按理是應該要明白這十二萬五千種禪定法彼此之間的關聯何在。

所以，這個點對點呼吸法環節就包括了好幾種分支的功法。

再下一階段的環節是「明點」（bindu）系列，是把心念帶到身體內一系列的「點」。這些「點」之中，有些是與針灸或指壓學問的穴道相同，有些則不同。在這個系列內，「點」的數目，最少的是十個，一般常學到的是「三十一點」或「六十一點」，就是把意識逐一集中於這些點上。具體的練法至少有三種，一種是把這些點編成號碼序列，例如「一」是額頭中心，「二」是喉心等等，是給初學者練習之用。其次就不數號碼，僅僅用意識巡遊於這些點上。要留意的是，當我們說「點」，就應該是「點」，不是「面」，不是那一塊區域。再其次就是觀想每個點，例如每個點成為藍色的星光點。

在我個人所做的練習，點的數目有八十五個，是在做完六十一點之後，還有二十四點是分布在胸部。我還有一種更進一步的練法，有一百六十三點。如果不是因為這些功法，那我早就離開這個身體了。

所有這些功法，你究竟會去練習多少種，又能熟練多少種呢？我在這裡為你列出種種的功法，是在為你做個「介紹」，不是要你全部「照做」。你們都是大忙人，都有各自的業債要還，有各自的責任要盡，噢，還有那麼多電視劇集還沒看完。

這個「明點」系列再下去就成了「光芒」系列，這個功法我們還沒有教給大家，是由那些「點」散發出光芒。無上密學「室利毗底亞」的根本典籍之一《麗波頌》（*Saundarya*

Laharī）中，就有提到這些光芒：

kṣitau ṣaṭpaṅcāśāt dvisamadhika-pañcāśād-udake
hutāśe dvāṣaṣṭiś catur-adhika-paṅcāśad-anile ｜
divi dviḥṣaṭ-triṁśan manasi ca catuḥṣaṣṭir-iti ye
mayūkhās-teṣāmapi upari tava pādāmbujayugam ‖ (8)

在海底輪（根輪）有五十六道光，生殖輪有五十二道光，肚臍輪有六十二道光，心輪有五十四道光，喉輪有七十二道光，眉心輪有六十四道光，由頂上汝之雙蓮足散發而出。

我們還不能一下子在每個脈輪觀想出這麼多道光芒的話，現在可以由一點觀想起。

由「明點」系列還變化出一個非常高深的功法，叫做「布字法」（nyāsa），是個非常複雜的系列，有許多不同的層次。基本上，「布字法」是將不同的字音節放置在身體各個部位。我們看見祭師在行祭禮時會做些布字的動作，例如，將雙手淨化、主要肢體淨化，那些是屬於非常初級的形式，而且只是一種儀軌舉動，而算不上是心念的集中。在瑜伽中，「布字法」

是一種心念集中的功法，但是我們並沒有教過大家怎麼做，因為它很複雜，需要花上很大的精力。最基本的布字是將音節放置於肢體主要的六個部分，或者布於手指、手掌等等。音節是種音頻，是咒語音頻，是用觀想的方式將它們放置於身體特定的部位。

這個法門其中一種是用梵文的字母來布字，而如果你不懂梵文字母以及它的排列方式，就沒辦法練。所有的語言中，梵文字母是最科學的一套字母。

還有一種布字是在音節前後加上咒語字詞，例如 **om**、**aim**、**namaḥ** 等等，這是另一個題目，另一套學問，這裡也不深入說明。我之所以要提到這些，只是為了留下紀錄。我的心願是盡量把自己所知道的保留下來，這也是我老師交代給我的使命。

再一種變化是將你的個人咒語布於身體各個部位。例如，將你的個人咒語置於拇指尖、食指尖、中指尖、無名指尖、小指尖，置於右手掌、左手掌，置於左手背、右手背，這是在用「布字法」去做結手印的準備。光是「布字法」，我再講上好幾個小時也講不完。

至於特殊咒語，例如用〈蓋亞曲神咒〉或〈戰勝死亡神咒〉來布字時，是將咒語中每個音節置於身上不同的部位。我在好幾年前有講授過，也有留下錄音，但不是很多人知道。

在很多梵文、印地文的書籍中，都可以找到這些布字法的說明，但是，知道怎麼做並不同於真正去實修。真能熟練了，就會有種曼妙的「通體洋溢」（**vyāpaka**）感受，那是通體在呼吸著咒語的每一個音節。我知道，在極其罕有的情形下，例如罹患癌症以及全身免疫系統疾病的病人，如果學會治療的咒語，而且在布字法能做到通體洋溢的境地，那是最佳的自我療癒。

然後，還有一種音節法門系列，例如將不同梵文字母分別置於每個脈輪之中。又有一種是觀想每一個脈輪蓮花的每一瓣上分別有個梵文字母，依字母的排列順序一一默念那些字母。另一種是要觀想在全部脈輪蓮花的每一瓣上寫下一個梵文字母。更進一步是同時觀想書寫及默念，順著脈輪一一由上往下，再由下往上。

結合「明點」和「音節」系列的功法，你可以做出不同的排列方式，主幹之下又可以走出許多不同的枝幹。

這些都是瑜伽睡眠的準備功夫，然後你才可以進入真正的瑜伽睡眠狀態。你要跟老師學，但簡單的說是觀想用眉心輪呼吸，然後用喉輪呼吸，終於進入心輪中黑暗的穴室空間，留在那個黑暗的穴室中，而留在此處不可超過十分鐘。就這十分鐘，如果能夠保持心念不游移，那就是一個很高的成就了。如果你能夠將自己的意識維持在那黑暗心穴中達十分鐘之久，沒有咒語，心念不外移，你就會展現出德爾塔腦波。

這就是瑜伽睡眠之道。你要勤於習練，態度要虔誠，但是過分拘泥執著在方法上也不成。在這個階段先從準備功夫做起，不要太在乎是否馬上練得成這最後的境地。

下面我們做個非常簡短的瑜伽睡眠練習。

平躺，關掉照明燈光，環境要暗，要安靜。

按照你學到的方式放鬆身體每一個部分，由額頭開始，依序檢查身體每一處，每個主要肌肉、每個關節。你的身體放鬆了，呼吸也會放慢，它自動變得深而長。

當你的身體已經完全放鬆了，把注意力放在你的呼吸上。輕柔、緩慢、平順地呼吸。

觀察胃和肚臍的部位。觀察這個部位是如何隨著你吸氣而輕輕舒張，隨著你呼氣而輕微收縮。在瑜伽睡眠練習時，不要持咒語，不要動念去想什麼，就只感覺呼吸的流動。

現在，感覺你好像是由頭頂吸氣。感覺好像是從肚臍呼氣。沒有咒語，沒有念頭，只去注意那流動的感覺，由肚臍呼氣，往上，再從頭頂吸氣。

現在，從頭頂吸氣，然後好像是從心窩呼氣。沒有咒語，沒有念頭，只去注意那流動的感覺。

現在，好像是由頭頂吸氣，從喉部呼氣。好像是由頂輪梵穴吸氣，然後由喉輪呼氣。

吸氣，好像由頭頂吸入；呼氣，好像由雙眉之間呼出。

現在，由頭頂吸氣，從喉部呼氣。

由頭頂吸氣，從心窩呼氣。沒有咒語，沒有念頭，只去注意那流動的感覺。現在，感覺好像都是由心窩在呼氣和吸氣。呼吸之間沒有停頓。

現在，當你吸氣時，進入一個漆黑的洞穴。好像繼續是由心窩在呼吸。是那個洞穴在呼吸。你的注意力主要放在那個洞穴中。心識是在漆黑的心穴內。

全然的休息。沒有念頭，只有一個待在洞穴中的感覺。

慢慢地，從洞穴裡出來，回到你正常呼吸的覺知。

慢慢睜開眼睛。

現在可以開燈。大家是否覺得做了個深度的休息？只要在洞穴裡面待五分鐘，休息。

我用這個方式來調理自己的心臟。早上一醒來就做這個練習的人，不會有便祕的問題，因為你會急著跳下床如廁。這是讓心臟、腸道得到全面的休息。大家不知道它就是一種瑜伽睡眠的練習法。這種初階練習能有助於改善心、肺、消化、腸道的問題。熟練的人只需要五分鐘[3]，每天做個兩、三次，其妙無窮。

譯註

1. 這本書曾經有中文翻譯本，書名譯為《唵與自力成就》。
2. 雖然如此，大修行人不一定要躺著才能進入瑜伽睡眠的境地。
3. 一個簡短瑜伽睡眠練習的基礎是放鬆法，例如普通的大休息式、深沉休息法、六十一點觀想法、點對點呼吸法等等。如果沒有打好基礎的放鬆法，就無法真正進入瑜伽睡眠境地。此處斯瓦米韋達假設聽講之人已經熟悉放鬆法，到了「精通」的程度，可以很快進入全然放鬆狀態，所以真正的瑜伽睡眠境地就只需要五分鐘。斯瓦米拉瑪的要求是停留在瑜伽睡眠境地不要超過十分鐘，初學者每天限於一次為原則。請讀者慎之。

PART 2

瑜伽睡眠實修指南

引言

瑜伽睡眠是《奧義書》經典與實修相輔相成的過程，《曼都基亞奧義書》以宇宙第一個音聲「Om」的四個音節，來詳述瑜伽睡眠的理論與真義，然而，要經驗瑜伽睡眠的四個意識狀態，體驗小我（個體靈）和大我（梵、阿特曼）合一的喜悅與靜定，卻需要實作的方法及藍圖。喜馬拉雅瑜伽傳承的靈性上師們——斯瓦米拉瑪和斯瓦米韋達提供實作的練習方法，引領我們一步步穿越醒、夢、眠及圖瑞亞（第四意識狀態），來得證最後的真理。

本書第二部分的實作練習，依循斯瓦米拉瑪和斯瓦米韋達的教導，以及過去十多年來我個人分享瑜伽睡眠的經驗與同學們的回饋，希望能提供瑜伽練習者及讀者一個清楚的實作輪廓。每個練習都可以單獨習練，熟練後也可以將之整合成為一個連續、完整的練習，練習的時間長度則依熟練及整合練習項目的多寡會有所不同。

在每一個練習中，專注而放鬆、保持覺知是最重要的基礎，每個練習都是一個不斷擴展意識以及小我和大我合一的過程。瑜伽睡眠的醒、夢、眠及圖瑞亞（第四）四個意識狀態，也是一個從問「為什麼」到知道「為什麼」的過程，在第一清醒及第二做夢的意識狀態中，我

——陳廷宇

們跟隨著心念及感官作用所起的每一個起心動念和選擇行動，在生生世世累積成為習性、心念、業的果實，也造就現在的你我，我們常問：「為什麼這件事情會發生在我身上？為什麼他可以這樣，我卻不行？」生命中的悲歡離合、喜怒哀傷、種種的無常或不確定，讓我們在無明中受苦，並且對生命的所有安排充滿疑問。

然而，當我們穿越第一及第二意識狀態後，進入第三意識狀態深眠時，心及感官的做夢悄然止息，就如同原本一杯充滿混濁泥沙的水，所有的雜質終於慢慢沉澱下來，意識擴展，回復清澈的本性與本質。在這樣的清明與覺性中，我們終於可以看清這些雜質與泥沙，其實就是我們在清醒及做夢的意識狀態中累積的心念、習性、選擇行動所產生的業果，也終於從問「為什麼」進入理解「為什麼」的狀態。

誠如斯瓦米拉瑪所說，每個人都是自己生命的建築師，我們自己正是蓋出自己這棟房子的主人，而這份理解與清明，可以讓我們充分接納並臣服自己現在生命中所發生的一切，自在地面對每個生命的每個「境」，同時積極地知道，要更細微覺察地看待自己的每個起心動念和行動的選擇，正如佛經中一句「菩薩畏因，眾生畏果」，就道盡其中的奧妙。而在第三意識深眠的狀態中，我們也彷彿進入宇宙的圖書館，進入一沙一世界、一花一天堂的境地，如同斯瓦米韋達那般，可以下載學會不同的語言、體驗豐富無盡的靈性知識。

瑜伽睡眠的前三個意識——醒、夢、眠，最後都將如江河流進大海般，如 Om 的前三個音節A、U、M後，進入第四意識狀態（圖瑞亞）全然的靜默，最終我們在三摩地中得見那個宇宙最終的真實。

瑜伽睡眠揭示的是一個證悟的旅程，斯瓦米拉瑪曾說自己讀了二十二遍的《曼都基亞奧義書》才開始真正理解書中的奧祕。不斷反覆研讀經典並實作練習，是瑜伽睡眠的不二法門。有不少朋友曾說，同樣的經典和練習一次又一次地做，有什麼意義？有什麼差別嗎？然而，只要每次我們都能發下一個決願，帶著擴展覺知、得證真理的決心，就會細微地發現，透過對經典的理解，會加深實作練習的深度，而隨著實作練習的深度加深，經典也會一個階段、一個階段為我們揭示每一篇經文後的絕妙真義。

每一次研讀、每一次的練習，都會持續累積我們在每一個意識階段的開展和經驗，然後，當有一天你回頭一看，原來瑜伽睡眠已經引領自己走了那麼遠。

再一次感謝本書第一部斯瓦米韋達演講文章的譯者石宏大哥，他在喜馬拉雅傳承上師們的引領下，一次一次奉獻他的智慧，讓華文讀者得以一窺瑜伽睡眠的奧祕，最後，我也祝願喜馬拉雅瑜伽傳承的上師們協助我們早日認出那位橫穿三境的主人翁。

Chapter 09

睡眠是來自宇宙母親的最佳禮物

愛與被愛是每個人畢生都要學習的功課，也是每個人注定領受來自老天的禮物與恩典，喜馬拉雅瑜伽傳承的老師斯瓦米韋達辭世時所留下的話語是：「讓每個人都感受到愛。」這句話可以落實在生活的每一刻，也適用於所有瑜伽練習，瑜伽睡眠也是其中之一。

睡眠是宇宙母親賜予每個人最佳的禮物，是她對每個孩子最無私的愛，不管我們願不願意或能不能，每天晚上都有那幾個片刻，我們會進入那深深的睡眠中。在那深沉的睡眠狀態裡，所有你清醒時緊抓不放的物質世界消融了，每日無止盡的人間通俗鬧劇不再上演，時空彷彿凝結。在那深沉的睡眠中，我們回歸宇宙母親的子宮，那所有生命溫暖的源頭，是宇宙母親毫不保留、沒有條件的無私之愛，在那兒，我們如實完整的被接納、被理解、被愛，所有的疲累、委屈及壓力都在瞬間被撫慰。

這來自宇宙生命母親的療癒能量，總是在每一天的日常中自主而不間斷的發生，這正是我們能維持生命能量的奧祕，也是為什麼「睡眠」、「食物」、「性／孕育」及「自我防衛」，被瑜伽哲學列為維持生命四大源泉或本能的原因，生命要延續，包含睡眠這四大生命源泉，都必須被有效確保。

這份來自宇宙母親的愛，即使你聲稱自己睡著了，什麼都不知道或沒感覺，但奇妙的是，每天當你醒來，你總是可以感覺：「啊，我昨天睡得真好！」或是「啊，我昨天沒睡好，做了好多夢！」試問：如果我們都沒感覺或不知道，那麼是「誰」在感覺昨天睡得好或睡不好？這個「誰」是誰？這正是千古以來瑜伽哲學重要的命題，也是透過瑜伽睡眠（Yoga-Nidrā）練習要覺知的不同意識狀態。

睡眠的重要性，正如同現代人滑了一天手機，手機耗盡電力後，晚上得重新充電，才能維持運作，睡眠對生命的重要性無可替代。

喜馬拉雅瑜伽傳承上師斯瓦米拉瑪，曾經有一位祕書誓言要克服睡眠，她強迫自己減少睡眠的時間，想要達到不睡覺的目標。她每天從睡眠八小時，減為六小時、四小時、三小時、一小時，結果有一天她在協助斯瓦米拉瑪上課，抄寫黑板時，當著大庭廣眾倒了下來，躺在地上昏迷不醒，所有學生都嚇壞了，以為她生病或發生什麼意外，眾人著急地要叫救護車時，才發現她睡著了，深深的睡著了。

可見宇宙母親要保護她每一個孩子身心健康的意志有多強，睡眠是維持每個人身心健康的重要關鍵。然而，睡眠的意義不止於此，睡眠可以成為了解自己不同意識狀態、理解宇宙萬物從生成顯化到消融回歸的奧祕，以及邁向開悟的練習與途徑之一。

初識瑜伽睡眠

多年前，斯瓦米韋達邀請學生到印度學院接受為期近三週的瑜伽睡眠研討會與工作坊時，當時我心想：哇！瑜伽練習裡竟然有「瑜伽睡眠」這一項，只要睡覺就可以練習，這不是太適合懶人如我了？我的另一念頭則是，睡覺也需要三個星期的時間？不就躺著閉上眼睛就行了嗎？

於是，我無知地展開瑜伽睡眠的旅程，這才知道，原來放鬆、睡覺是最難的練習，瑜伽睡眠透過一系列完整的練習，帶領學生擴大覺知，穿越意識的四個狀態：醒境（清醒）、夢境（做夢）、眠境（深眠）、圖瑞亞（第四），這四個意識狀態也被濃縮在宇宙第一個音聲，第一個咒語「Om」（嗡）的四個音節：A、U、M、無聲。這是一趟認識自己、連結宇宙智慧、邁向開悟的偉大旅程，是一趟揭開生命從顯化所有到回歸意識源頭的奇幻旅程。

「瑜伽睡眠」是瑜伽士才能真正掌握的奧祕，也是斯瓦米韋達經常使用的練習。透過瑜伽睡眠深沉的放鬆與休息，他每天只需要三小時的睡眠，就可以維持經年累月忙碌的教學生涯，而不感到疲倦。

我曾陪伴他到世界各地教學，有時長途旅行或長時間疲累導致他的心臟病發作時，他會在課堂上說：「我需要三、五分鐘靜默一下。」然後，他會閉目凝神進入瑜伽睡眠練習中的心竅（心的洞穴）快速療癒自己，接著再繼續講課，彷彿剛剛的病痛完全沒有發生一樣。剛開始遇到他心臟病發作時，我不免相當緊張，心中七上八下，想著是否要求助醫護人員或叫救護車，然而，我總在他安詳寧靜的眼神示意下，將自己的心神穩定下來，靜待他恢復，幾次下來，我只能對斯瓦米吉運用瑜伽睡眠修復身心的能力，全然信任與臣服。

斯瓦米韋達從來沒有到學校正式上過一天課，但從九歲就開始講授《瑜伽經》，人們隨意從吠陀經典中挑選一句經文，他都可以進行精闢的解釋，他還取得荷蘭大學的博士學位，並在美國大學擔任教授，教授梵文及瑜伽哲學，「瑜伽睡眠」也是他用來學會十八種不同語言的方法，他學習不同語言的方式常被全球學生們津津樂道。

我跟隨斯瓦米韋達在世界各地旅行時，就曾經見證過他使用不同的語言跟不同地方的學生溝通，例如，他在南美洲的厄瓜多使用西班牙語和當地的學生演講並帶領靜坐，當時他就會開玩笑跟我說：「廷宇，抱歉，我等一下要講西班牙文語，你去旁邊安靜休息吧！」而他在韓國用韓語、在日本用日語為學生們進行咒語啟引，也是司空見慣的事，甚至有次巧遇一位來自中國的道家道長，道長不擅長說英語，但會說西班牙語，於是他們兩人就用西班牙語暢談道家哲學與印度經典的修練異同。

斯瓦米韋達唯一讚歎又還沒學會的可能就是中文了。他曾經希望以同樣的方式來學習用中文帶領靜坐，但後來發現中文實在難度太高，他笑著說：「中文是非常特殊的語言，結合了形狀、意義還有音調，同樣的發音因為語調不同，意義就完全不一樣，我不想把媽媽叫做馬，所以下輩子我再學中文吧！」

雖然學習語言並不是「瑜伽睡眠」的目的，卻是練習過程中的附帶紅利，這能激發創意，取得和你內在智慧源泉的連結。斯瓦米韋達面對許多好奇他如何用瑜伽睡眠學習十八種外國語言的疑問時，總是會用認真卻帶點調皮的語調說：「我其實很難理解，為什麼大家要囫圇吞棗地學習很多外在的課程或知識，這就像要強迫自己把腦袋打開，把所謂的知識裝進去，然而，我們的內在其實已經具備所有的知識，只是你得知道路徑去回到宇宙那所有知識的源頭，把你需要的知識下載下來。」瑜伽睡眠就是其中一個路徑及方式，回到那個早已存在你之內的本我、高我（Atman，音譯為阿特曼）；在純粹靈性本我中的宇宙圖書館，所有的知識早已圓滿，就在你的內在中。

很多人覺得睡覺很簡單，躺在床上、眼睛一閉就睡了，有什麼好談的？更別說有什麼值得研究了。古人日出而作、日落而息，睡眠跟著宇宙節氣韻律，自然、簡單、容易。

然而，隨著世界的轉速越來越快、科技日新月異，手機等3C產品成了生活必需甚至上癮的物品，現在有越來越多人因為生活工作的壓力和緊繃，過度使用網路電腦，再加上資訊爆炸引發情緒焦慮，無論是眼睛的疲累和過多的資訊都會影響睡眠品質，一夜好眠現在竟成了奢求！

衛生福利部食品藥物管理署的一份研究報告顯示，臺灣人平均一年吃掉三億兩千萬顆安眠藥，至少有兩百萬人有失眠問題。世界各國的睡眠中心已經成為許多醫院最熱門的預約門診，不僅人滿為患，連預約都得等上半年。睡眠障礙和呼吸中止症成了許多人的困擾，現在，人們失眠時，數羊不再管用，嚴重的是，不只是大人，連孩子都有夜不成眠的問題。

有些人會跟醫師說自己長期睡不著，已經兩天、一星期，甚至一個月「沒睡覺」了。然而，科學上來說，人不可能不睡覺，睡覺是維持生命的四大源泉，有些人覺得自己已經好久沒睡覺了，其實並不是沒睡著，而是睡眠品質太差，差到他感覺自己好似完全沒有休息，可見睡眠不但不簡單，還蘊藏了生命的大奧祕。

很多朋友聽到「瑜伽睡眠」的第一個反應就是：瑜伽睡眠是用來練習睡覺的嗎？或者瑜伽不是要把腳放到頭上，身體折來扭去嗎？躺著睡覺也是一種瑜伽？這正是瑜伽睡眠的精妙之處。瑜伽睡眠帶領我們穿越意識的四個狀態，經驗生命從顯化到消融回歸的過程，更重要的是，透過瑜伽睡眠的練習，無限擴大覺知，連結並經驗與大我、高我、宇宙至上、神合一的圓滿喜樂。因著有這樣的經驗，我們終於知道自己的真實面貌，我們不只是這個身體，而是一個純粹靈性的存在；因著這樣的經驗，我們不再成為死神的囚犯，不再為世間的成住壞空而恐懼，成為一個自由解脫的靈魂。

以瑜伽睡眠克服死懼

瑜伽睡眠的練習是以攤屍式（也就是大休息式）來進行，別以為平躺著很簡單，攤屍式是最難的練習，很多朋友躺下來後，才發現自己在攤屍式上一點都不舒服，也無法感覺到放鬆自在，有人可能覺得左手的手肘彎曲，沒辦法平放在地板上，有人右腳腳踝懸空，甚至還會不自主的抖動，兩手掌心向上，卻老是覺得手心涼涼的，沒有安全感，大休息怎麼一點都不名符其實？

攤屍式在梵文的意義代表的是屍體，要對治的正是人類所有恐懼的源頭：死懼。「死懼」是瑜伽練習甚至是所有靈性練習中，最具挑戰的一環；對自我身體的執著和對死後世界的未知，讓死亡成為最大的恐懼，也是最大的學習和功課。然而，當我們出生後，在物質及物理定律下，人類其實就一直朝著死亡邁進，如何像直視太陽般凝視死亡，理解死亡在靈性上真正的意義，成為瑜伽哲學中重要的練習。

當死亡仍然遙遠時，似乎事不關己，如同當年印度的悉達多王子，縱使在父親千方百計保護下，他仍然想方設法偷偷離開金碧輝煌的皇宮，窺見世間生老病死的真相，生老病死就像小偷，不知不覺地悄悄來到我們身旁。有時，人們在媒體或社群網站上看到某個明星或名人過世的消息，縱使驚訝感嘆之餘，卻沒有感受到太多死亡的威力，甚至很快就遺忘，只剩偶而不經意想起的嘆息。隨著時間流轉，我們開始有自己身邊的朋友和親人離去，死亡的力道開始令我們無法輕易忽視，對死亡的恐懼也開始蔓延。在生命中的某些時刻，死亡就像口中揮之不去的苦澀味道，如影隨形，準備面對親友、家人以及自己的死亡，是一輩子的練習與功課。

兩千五百年前，因為有悉達多王子開始思索面對生老病死、離苦得樂之道，才有了後來開悟的佛陀，生老病死雖然是人世間最大痛苦的源頭，卻也是佛陀最終開悟的關鍵，二元對立的世界最有趣的地方就是：一念天堂、一念地獄，瞬間的轉念、當下心念的翻轉，就能將卡關的挑戰變成開悟的動力與處方。

在佛陀時代，有一位母親失去了唯一的獨子，她無法承受喪子之痛，非常哀傷，幾度尋短，精神接近崩潰，誰來規勸都沒有用，她說：「老天爺對我太不公平了，我一生做了這麼多的好事、積累許多福報，老天怎麼捨得奪走我唯一摯愛的孩子，祂根本不是神，祂是惡魔！」

那天，佛陀剛好來到這位母親的村子裡說法，村裡的人勸她去見見佛陀，也許這位開悟者法力高強，可以令她的獨子重生？這位哀痛的母親來到佛陀說法處，滿臉悲傷，憤恨交織，一眼就可以看出，她正在糾結的情緒地獄中受苦。

佛陀見了這位悲痛的母親，輕輕地對她說：「你到村子裡去，問問他們，家中是否沒有人死去？如果你可以找到都沒有親友死去的家庭，那麼我就將你的兒子還給你。」

這位母親滿懷希望地離開，開始詢問村裡的人們。

第一戶人家說：「我的母親前年生病過世了。」接著，第二戶人家說：「我們的姊姊上個月被一頭瘋狂的牛撞死了。」不過，這位哀傷的母親不死心，繼續挨家挨戶地問，從太陽升起直到夕陽日落，每一戶家庭都有親友死亡的故事，沒有人從來沒有面臨親友的離去。

這位疲憊哀傷的母親回到佛陀說法的地方，在佛陀前面坐了下來，當下開悟。她理解死亡帶給她的生命功課，經驗並洞察生命的本質就是無常後，成為一位開悟的聖者。

瑜伽睡眠以類似死亡的攤屍式進行練習，在練習的過程中，隨著放鬆程度的深入、意識的穿越，身體的新陳代謝和呼吸會變慢、體溫下降，慢慢切斷與身體、與心和感官作用的認知連結，這就是在循序漸進的過程中，經驗並理解生命的本質是無常，消融對身體的連結和認同，止息心與感官的作用。當我們對物質肉身的連結和執著被切斷，另一扇通往高意識、高頻率的連結之門就打開了。

瑜伽睡眠和靜坐冥想都是通往開悟的道路，不同的是靜坐在清醒的意識狀態下進入開悟，而瑜伽睡眠則在深眠中邁向開悟，能夠完全自主掌控瑜伽睡眠經歷的「醒境」（清醒，Aweaking）、「夢境」（做夢，Dreaming）及「眠境」（深眠，Sleeping）三個意識狀態，進而達到《曼都基亞奧義書》中所描述的的第四個狀態「圖瑞亞」（第四，Turiya）。圖瑞亞是《瑜伽經》中的三摩地，超越了平常人的醒境、夢境和眠境三種意識狀態。在圖瑞亞中，我們和高我、自性或者說與神相遇，那是真正的覺醒及極致的喜樂。

瑜伽睡眠是一個修練的絕佳機會，是開啟絕對實相的通關密碼，是通往開悟三摩地的一扇窗、一道門、一條美麗的路徑，在喜馬拉雅瑜伽傳承中，瑜伽睡眠透過循序漸進的練習，就和靜坐一樣，能淨化、穿越不同意識狀態與身心靈層次；從身體專注而放鬆的覺知、呼吸與情緒的淨化，再到心靈意識的提升與穿越，瑜伽睡眠在每一次的練習中，引領瑜伽行者們穩定邁向開悟之路。

瑜伽傳承就是一種連結，是弟子與上師的連結，是小我（個體靈）與大我（宇宙意識）的連結，當你透過瑜伽睡眠的練習，走進那一扇通往高意識、高頻率、高我、本我或是宇宙至上及神的連結時，你回頭凝視死亡，將帶著輕柔的微笑，再也沒有恐懼，而是一個全然的明瞭與臣服，死亡是通往神聖旅程的另一個篇章，每個人都在準備面對自己的親友及自己的神聖旅程。

瑜伽睡眠的練習是一個攀登高峰的過程，一步一步地往上攀登，如同穿越不同的醒、夢、眠等意識狀態，在每一個高度有不同的視角，隨著高度的升高，更多的風景及覺知意識在你面前展開，生命的維度也從二維、三維不斷擴展，終於有一天攀登上峰頂，那是一個無限展開的三百六十度全景視角，那是神的視角，也是你內在神性的視角。生命的每一個片刻、每一口呼吸、每一個脈動、每一個顯化與消融，全都在你面前一覽無遺，於是你能如佛陀般，捻花微笑。

Chapter 10

潛入你的純意識

意識的大海

斯瓦米韋達在二○一二年進入靜默前，最後兩趟旅行教學之一，曾經在學生安排下到南美洲厄瓜多的加拉巴哥群島（Galapagos Islands），加拉巴哥群島在厄瓜多西方一千公里的太平洋上，是遺世獨立的火山群島，而且擁有許多奇特的野生動物，像是加拉巴哥象龜、加拉巴哥陸鬣蜥、加拉巴哥藍腳鳥等。一九三五年九月，達爾文就在拜訪加拉巴哥群島的旅程中，因為觀察群島上許多特有動植物，讓他重新思考物種真正起源及演化的過程，獲得啟發，並在二十多年後寫下對近代文明影響深遠的進化論。

拜訪加拉巴哥群島一直是斯瓦米韋達的心願，對許多在南美洲、期待他到訪的學生來說，也是難得的機會，不過，十個多小時的長途飛行，再從厄瓜多的首都基多搭乘小飛機到加拉巴哥群島，對當時身體狀況不佳的斯瓦米韋達來說，其實是不小的考驗。

然而，斯瓦米韋達一抵達加拉巴哥群島，被海灘上、街道邊許多自在從容的海獅、海豹、加拉巴哥巨龜、藍腳鳥所圍繞時，他的臉上便露出如孩子般的燦爛笑容，他輕輕走到海豹、海獅的身旁，蹲下來和牠們凝視對望，彷彿多年不見的老朋友般，只要互相看進彼此的眼睛，彼此的靈魂相知相惜，一切盡在不言中。

除了陸地和空中自在出入的海獅、海豹、藍腳鳥等特有種動物令人大開眼界外，加拉巴哥群島的海其實最令斯瓦米韋達期待，那天準備乘船出海時，他特別交代要幫他準備潛水鏡等裝備，讓人不禁瞪大眼睛地再確認一次：「斯瓦米吉，你是當真的嗎？要幫你帶潛水裝備？」他只是點點頭，沒有多說什麼。

第二天，我們搭船出海，斯瓦米韋達半步不離地緊靠著船邊，沉默地看著大海，海風吹拂著他的髮梢，過了一會兒，他拿起潛水面罩，透過面罩望向深不可測的海洋深處，輕聲地說：「我現在的身體已經不允許我再潛水了，然而，潛水是一生最美好的經驗之一，也是最接近冥想深沉靜定的狀態。」

年輕時的斯瓦米韋達是個潛水高手，他也常用潛水來分享如何進入不同的意識狀態。他說，大海的表層總是波濤洶湧、浪起浪落，如果坐在小船上，就會搖晃不堪、起伏不定，就像我們表層的意識總是充滿情緒和習性，情緒一被牽動就會發作。如果沒有覺知，人生就像在輪圈上跑步的倉鼠，被習性和慣性牽引著，不斷輪迴。不過，如果你能保持覺知，擴大意識狀態，就能潛入意識的大海，潛得越深，大海裡就越安靜，當你往海面上回頭望時，意識表層的小船還在隨著浪搖晃飄蕩，然而，你的內在已經覺醒，處在絕對靜默、絕對詳和、絕對喜悅、平靜無波、漣漪不起的大海深處。

因為斯瓦米韋達分享潛水經驗的關係，他的許多學生，包括我自己，都試著學習潛水，希望盡可能靠近斯瓦米韋達曾經的體驗。潛水需要訓練，尤其不熟悉水性的人開始學習潛水，需要克服好多重身體的挑戰及內心的恐懼，例如，身體如何適應變幻莫測的海水浪潮、帶著氧氣瓶只能用嘴巴呼吸、與陸地不同呼吸方式的調節；欣賞海中未知的生物與環境時，面對著在海中失去重力甚至生命的恐懼，有時，甚至海底那只剩下自己呼吸氣息的聲音、那深處絕對的寧靜，都會令人不安，只有一一克服這些挑戰與恐懼後，才能穿越海水表層的起伏波浪，一層一層地潛進大海深處，最終臣服、徜徉、合一在寧靜無邊的海洋中。

《瑜伽經》說：「**瑜伽就是三摩地**（Yoga Samadhi）。」要透過瑜伽睡眠敲開三摩地之門，就如同潛水訓練一樣，必須系統化地練習整合及淨化不同的心的作用與意識狀態。《瑜伽經》也說：「**三摩地是心地**（chitta）**所有層面共同的屬性**。」也就是說，三摩地是一個隨時存在的狀態，其實每個人都已經在三摩地中，只是我們沒有覺察到，原因是什麼呢？因為我們較低的意識狀態受到非常大的干擾，讓三摩地的光芒無法盡情閃耀、穿透，威亞薩描述了五種層次的心地狀態，分別是散亂、昏沉、不定、專一、止息。

1. **散亂：**心地處在一個煩躁不安、完全困惑的狀態，有趣的是，這正是一般人正常清醒的狀態。

2. **昏沉：**心地是處在睡眠、昏沉的狀態，這時的心處在一種分心、散亂且到處移動、無法專注的狀態，也就是猴子心（Monkey mind）。

3. **不定：**心地在這裡逐漸清明了一些，無法專注的狀態減退，開始慢慢接近初階的專注，大部分的人可以透過靜坐到達這個狀態，在這個階段淺嚐相對靜定及專注的滋味，例如，冥想靜坐三十分鐘，能有二十分鐘進入稍微專注的空間，並在學習專注之後，繼續探索更靜定的意識狀態。

4. **專一：**心地可以專注於一點上，毫不游移，並能夠進入三摩地最低層次的狀態。

5. **止息：**代表心地受到控制，心的作用完全靜定停止，這是在最深沉的三摩地狀態中最經典的表現，心完全被攝伏。如果在這個狀態測量腦波的話，那會是一條直線。

這是《瑜伽經》對於心地不同意識狀態的詮釋，而我們練習瑜伽睡眠的重要任務，是慢慢把《瑜伽經》中描述的所有對於心地的干擾和騷動淨化消融，只留下清明愉悅心（Chitta Prasadana）。Chitta 是指我們的心智，Prasadana 是指心止息、變得清明愉悅，只有這樣的心才能專注於一點，而最高的智慧三摩地之光才能照耀並穿越我們的心靈。

所有潛藏在我們有意識、無意識中的情緒、記憶、印記，都會干擾我們的身心，我們的行為常被情緒和習性所左右，此外，我們也會將情緒受到的干擾儲存在身體肌肉裡。我們在練習體位法的時候，可能會有這樣的經驗：當我們深入體位法，深入練習狀態、慢慢放鬆時，會有情緒干擾突然出現，例如，過去的記憶、某件你可能忘了或忽略的人事物會湧上心頭，而這些心的印記升起，干擾了你的練習。

放鬆及瑜伽睡眠的練習可以逆轉這個過程，讓心平靜下來，身體也會跟著平靜。放鬆練習是瑜伽睡眠非常重要的準備練習，不僅是身心的放下與臣服，更是在每一層身套上進行淨化清理的精微練習，在練習的過程中，創造的是寧靜祥和的心之印記。

《曼都基亞奧義書》中的四個意識狀態

《奧義書》中內容最短的《曼都基亞奧義書》，可說是解釋瑜伽睡眠四個意識狀態的經典，短短十二句經文，卻含括了所有真理，經文言簡意賅，卻不是用腦袋及邏輯「理解」的方式閱讀，而是必須透過練習「經驗、實證」，才能真正獲得《曼都基亞奧義書》要為世人揭示的珍寶與真義。

喜馬拉雅瑜伽傳承近代上師斯瓦米拉瑪在對《曼都基亞奧義書》所做的註釋中強調，他曾經學習《曼都基亞奧義書》多達二十二遍，仍無法理解其中義理，直到開始實修，才在一次又一次的練習中，領受到內在那個宇宙圖書館直接傳授的智慧。上師尚且如此，很難想像像我們這樣根器駑鈍的學生到底此生有沒有機會一窺這本書中瑜伽睡眠的至高境界。所幸，斯瓦米拉瑪與斯瓦米韋達這兩位大師，透過他們自身的實證經驗，為大家整理出清楚的藍圖與路徑。

瑜伽睡眠（Yoga Nidra）在梵文中的意義是指深沉的睡眠，**Nidra** 指的是最深沉的睡眠狀態，在現代的瑜伽教學中，瑜伽睡眠雖然被普遍教授，在歐美被指為一種放鬆、正念之道，但在喜馬拉雅瑜伽傳承中，斯瓦米拉瑪讓大家有機會將現代科學對於睡眠的運用和傳統瑜伽睡眠的精義結合起來，斯瓦米拉瑪對《曼都基亞奧義書》所做的註釋《嗡～永恆的見證者》（*Om the Eternal Witness: Secrets of the Mandukya Upanished*），不僅解釋了經典的含義，更像一本靈性實修的使用及指引手冊，教導有志修行者一步步邁向真理之路。

☀ 永恆的見證者：Om

在《曼都基亞奧義書》的十二句經文中，分別以意識和宇宙第一個音聲，也是第一個咒語：Om（嗡），來解釋四個意識狀態及四個音節的關聯。

第一句經文開宗明義強調，Om 是符號、是永恆的音聲，整個宇宙世界就是 Om。Om 超越時間、空間、因果；所有一切事物的現在、過去、未來，也都是 Om。

第二句經文則接續著說，一切四方所見都是「梵」（Brahman），而我們必須了解自己有三個層面，首先是由身體、呼吸、感官和意識心組成了會朽壞的自我；第二個層面是由無意識心和個體靈構成的半不朽的我；第三個層面則是永恆不朽的本我（即阿特曼）。這個本我分成清醒、做夢、深眠及圖瑞亞四個境地，只有當我們放下個人的自我，與宇宙終極意識合而為一的時候，那一個「個體靈」與「梵」相逢的時刻，就是第四境地圖瑞亞（turīya）。

第八句經文中則以咒語的學問及力量，來解釋 Om 的四個音節，分別是前三個音節：A、U、M，來對應醒、夢、眠三個境地，而第四個音節則是無聲之境，也是第四意識狀態「圖瑞亞」。

斯瓦米拉瑪說，很多學生老是抱怨持誦咒語沒有用，那是因為咒語的果實尚未成熟，當時機到來，咒語不只是我們內在最好的朋友、指引，更是陪伴我們面對孤寂，帶給我們自由與解脫的領航者。咒語也是濃縮的祈禱；當我們此生呼出最後一口氣息，準備離開身體、展開下一段神聖旅程時，那個我們不斷持誦，在潛意識醞釀滋養的咒語就會浮現，成為連接此岸與彼岸的橋梁，讓我們在這段內在旅程不會迷失。

而在練習瑜伽睡眠法時，斯瓦米拉瑪則提醒我們，不要有意識地持咒，否則無法進入清醒的睡眠狀態，除非持誦咒語的練習已經非常熟練，能夠進行若有似無的細微持咒，不是我們的意識心在持咒，而是咒語在帶領。持續練習的話，咒語最終會帶我們進入全然的靜默境地，也就是第四意識圖瑞亞和三摩地中。

☀ 醒境

《曼都基亞奧義書》的第三經及第九經，分別描述了第一個意識狀態，也就是醒境（vaiśvānara）。

第三經說，清醒境地也叫做「醒者意識」，意識轉向外，透過七個工具（地、水、火、風、空五大元素，呼吸、我執）和十九個通道（鼻、舌、眼、耳、身五知根，手、足、口、生殖、排泄等五作根，呼吸氣、下行氣、平行氣、周身氣、上行氣等五種氣），以及四種心的作用：我執、布提、儲存記憶的心智（Chitta，或稱心地）和心意，來體驗外在的粗重對象。

第九句經文則以Om的第一個音節A（發音同「阿」），來探討醒境的本質，A是遍及一切的單一母音，如果沒有A就無法發出Om的聲音，同樣的，如果沒有認識並穿越醒境，就沒辦法認識其他的意識狀態。

斯瓦米拉瑪清楚地提醒大家，凡人都以為清醒意識狀態就是真實，就是生命的一切，然而，對瑜伽士來說，清醒的意識狀態是成住壞空的物質世界，受業力和因果法則束縛，我們在清醒意識狀態所做的每一個選擇、每一個起心動念，都是情緒、習性、業力的積累，透過生命的不斷輪迴，造就了現在的我們。

然而，在世間行走生活，我們有責任和義務必須履行，有家庭、工作和親友必須照顧，如何兼顧這些責任義務，卻又清楚地理解外在世界和人是如何在世間運作，才能洞悉清醒意識只是相對真實的幻象。斯瓦米拉瑪說，只有透過無私、善巧、有愛心的服務，才能免於行動業力的束縛。

他強調，要在清醒意識狀態善巧、行事練達地過生活，有兩個途徑。

第一條途徑是我們可以盡情使用世間的資源，享受成功豐盛的生活，卻必須保持一顆充滿愛、不執著、無染無私之心，清楚地知道我們所享受、使用的這一切都不屬於自己，隨時可能無常變動、隨時當下必須捨離，常保一顆自在心，不受生活外物所牽掛及誘惑。

第二條路徑則是把世間一切事物當作幫我們達到最高意識境地的手段，適當節制自己的欲望，清楚自己的想要和需要，只取生活所需，並將時間和精力內轉，致力追求靈性的提升與走向開悟之道。當一個求道者透過這樣的生活方式，覺察到自己有許多層次，開始檢驗生命所有面向，開始問自己：「我是誰？」宇宙真理與智慧的道路就此展開。

☼ 夢境

《曼都基亞奧義書》描述第二意識狀態「夢境」（tajasa）的經文，分別是在第四經及第十經。

做夢是比清醒更細微的意識狀態，第四句經文說，入夢境地也稱做「夢者意識」，是第二個意識狀態，意識被轉向內，同樣透過七個工具和十九個通道，體驗細微的心念印象。

第十經則說，以夢境為活動範圍的夢者意識，是Om的第二個字母：U（發音同「烏」），夢境是介於清醒和深眠之間的優越地位，就像U是A和M之間的中繼音聲，知道這個微妙境地的人，家中會有知曉「梵」的人產生。

在清醒狀態中無法被處理的渴望、渴求、想法、感受，都有機會在夢境中被圓滿、被實現、被淨化、被放下。因此，夢境比醒境更為精微。夢是我們無法控制的無意識之顯化；儲存在無意識中的善業、惡業及心印，都會在夢中浮現；同樣的，日有所思、夜有所夢也是另一種呈現的型態。這些未滿足的渴望累積並流動著，如果沒有帶著覺知去做淨化處理，長久下來就會如同拿刀子在同一個部分不斷鑿刻成很深的刻痕般，成為我們的習慣模式。外在世界中的行為和夢境中的行為有很深的關聯，去了解並分析自己的夢境是有意義的，也因此夢是有療癒作用的。

不過，正因為夢象徵了未曾被滿足的渴望，有些人會不斷重複同樣的夢，有些人的恐懼會以各種形式在夢中顯現，有些人白天揮不去的念頭，例如想買的車子或包包，也會在夢中出現。因此，對追求開悟的瑜伽士來說，祝他們「一夜好夢」恐怕是個詛咒，因為只有病人才需要療癒，而做夢則代表他們尚未完成心識的淨化與穿越提升！

對瑜伽練習者來說，正視這些夢境中的渴望與感受，透過觀察及了解心內被隱藏的角落，發現那股蠢蠢欲動的渴望與念頭之暗流，進而把這些夢境中熱切的渴望提升，轉變成追求絕對真實、永恆的梵之目標，是非常重要的練習。斯瓦米拉瑪說，可以透過內省的功夫，讓自己下一個決心，那就是「如果發現自己的心特別關注或留意某一個影像、事物或念頭，無論什麼來到心中，自己都要不受影響」，這些藏在心中、黏稠染著的心印，我們都要學會放下，克服這些習性、心印及負面情緒，那麼我們就可以不再被無明所束縛。

☀ 眠境

《曼都基亞奧義書》的第五經和第十一經描述深眠意識狀態。

第五經說到深眠境地（prājña）是「眠者意識」，是第三個意識狀態，在這個境地裡沒有欲望，也沒有夢，所有體驗全然合一。在深眠的意識狀態中充滿喜樂，也是知曉前兩個醒境與夢境的通道。

第十一經則強調，在深眠境地所體驗到的意識，是眠者意識，是Om的第三個字音：M（發音同「摩」）。Om的前兩個音——A和U——會消融進入M，也會再次從M中升起顯現。如果一個人能體悟到M就是深眠意識狀態，也就能了悟內在和外在世界，並能知道自己和整個宇宙都是合一。

深眠的意識狀態是進入第四意識狀態「圖瑞亞」的前一道門，當心和感官的作用悄然止息，進入深眠意識狀態時會經驗到和冥想靜坐狀態一樣的「空」，但那份「空」不是空無，而是回到純意識初始顯化的一個空的境地。

當純意識從金胎藏顯化出空間，一切物質世界的元素、質性、心及感官的作用都尚未啟動作用時，在這個深眠的意識狀態中，修行者的意識可以無限擴張和宇宙合一，能同時經驗醒、夢、眠三個意識狀態，並且，在永恆的喜樂中，深眠的意識狀態也和五大身套的樂身層一樣充滿喜樂；在這個眠境中，我們得到充分的休息，也如同進入宇宙全知的圖書館，如果覺知能充分擴展，你便能知曉宇宙萬物的所有智慧與知識，同時準備好進入下一個意識階段：第四意識狀態「圖瑞亞」。

深眠是每個人每天晚上都會進入的意識狀態，凡人與瑜伽士及聖人們不同之處是，瑜伽士能保持覺知且清醒地處在深眠的意識狀態，持久地保持這份喜樂，而一般來說，人們會在深眠中陷入昏沉，無法窺見這妙樂、喜悅且珍貴的眠境。這也是為什麼斯瓦米拉瑪與斯瓦米韋達兩位在現代科學實驗中，展現每天只需要三小時睡眠，且在行住坐臥時能正常工作、教學、奔波，但腦波卻顯示他們處在深眠意識狀態的喜樂的原因。現代科學對睡眠奧祕的研究，正由這些五千年來代代相傳的瑜伽士們，透過實際驗證來展現。

第四意識狀態「圖瑞亞」

《曼都基亞奧義書》在第七經和第十一經為大家解釋什麼是第四境地：圖瑞亞（Turiya）。

第七經說，那第四意識狀態，並非向內，也不是向外，不是沒有區別，而且超越了能認知和不認知，那是真實的本我，而它無法被感官覺知，不能透過比較或類推得知，無法理解、想像，也不能描述，所有一切現象都止息、安寧、是一不二，全然喜樂，這就是第四境地（圖瑞亞），是要證悟的阿特曼。

第十一經則說，Om 的第四個音節：無聲、靜默，就是和第四個意識狀態圖瑞亞的本質相同，心和感官無法作用，一切現象都止息，是不二，是喜樂，「Om」是真正的本我，而知道這個絕對真實的人，能實證自己且不再轉世。

第四意識狀態「圖瑞亞」是開悟的境地，是宇宙第一個音聲、第一個咒語「Om」的最後一個音節：無聲之聲、全然靜默，修行者已經穿越所有意識狀態，到達源頭，攀登峰頂，經驗整個宇宙；所有意識境地對他來說無所不知，一覽無遺。個體靈（jiva）和梵（brahman）在這裡相聚合一。第四意識狀態「圖瑞亞」是最高境地，當抵達這個境地，瑜伽士、求道者才終於圓滿他們證悟絕對真理的唯一願望，在這個無限擴張及合一的意識狀態中，現在、過去、未來已經不存在，只有無私的愛與永恆的光完美地存在著。

穿越前三個意識狀態並經驗完美、開悟的第四意識狀態，是求道者的終極目標，但要如何才能穿越醒、夢、眠，抵達目的地呢？《曼都基亞奧義書》引領我們從外在世界進入內在世界，經驗從粗到細、從細到最精微的意識狀態，因此，書中第六經明確指出修練的方式。第六經說，體驗這些意識狀態的主人，知道一切，從裡頭主宰操控，是一切的起源，一切由此顯化又隱匿其中。斯瓦米拉瑪在《嗡〜永恆的見證者》一書中告訴大家，沉思、祈禱、懺悔就是通往開悟的善巧法門。

沉思是開啟和自我的對話，將自己的自我、小我，以那至上的第四意識狀態「圖瑞亞」來取代。我們要真誠、愉快地和自己對話，縱使看見許多自己內在不願面對的過往、記憶、人事物，也要試著連結更高的意識。

斯瓦米拉瑪說，你可以對自己的心祈禱，甚至對自己內在的惡魔祈禱，對這些造出我們生命之障礙者頂禮，請他們不要再為我們的生命造出更多障礙。透過真誠的接納與謙卑的沉思，讓自己的意識擴展。

祈禱和懺悔是另外兩個關鍵的方法，斯瓦米拉瑪形容兩者就是鳥的兩隻翅膀，引領我們飛向真理與絕對真實。祈禱是要向你自己內在的神禱告，也就是向那個全知、了悟所有意識狀態及四個境地的神禱告，向祂祈求堅毅的勇氣與無私的力量，讓我們能走過這個巨大、無常、混亂的生命過程；因著這份堅毅的勇氣，求道者能找到自己的路，就算遇到卡關的瓶頸，老天也會出手相助。而懺悔則是要下決心不再犯同樣的錯誤；許多人往往勇於認錯，卻從不改過。懺悔不是內疚或自我譴責，而是透過懺悔來調整自己，不再犯下同樣的錯，那麼我們的心就會逐漸獲得淨化，進而掙脫業力與習性的束縛。

Chapter 11

瑜伽睡眠實修功法

「瑜伽睡眠」是一門兼具《奧義書》經典義理和實作修練的法門。多年以來，我分享瑜伽睡眠，在實際練習的過程中，不少朋友有許多疑問，身心也有不同的狀態，最常見的一些問題整理如下：

- 瑜伽睡眠是不是可以幫助改善失眠？
- 要怎樣才能跟斯瓦米韋達一樣，用瑜伽睡眠學習語言、激發創意？
- 在練習瑜伽睡眠時老是睡著，怎麼辦？
- 做完瑜伽睡眠練習後，晚上反而睡不著？
- 練習瑜伽睡眠時，心中感覺很害怕，或是有晚上多夢的情形發生，該如何是好？
- 練習瑜伽睡眠的過程中，身體的某些部位會覺得特別疼痛，或是身體會不由自主地擺動，有時，身體某些地方有發熱或電流經過的感覺，該如何處理及看待？

・瑜伽睡眠練習和脈輪有什麼關係？

・沒有辦法觀想練習中的白色或藍色星光點，星光點亮不起來，怎麼辦？

・無法知道心竅（心的洞穴）的確切位置，或是心的洞穴成了一道好窄的門，擠都擠不進去。

・這些不斷重複在不同意識中心點和脈輪上面的瑜伽睡眠練習，有什麼意義？真的能帶我們走向開悟之道嗎？

瑜伽睡眠能夠引領我們從粗糙的外在世界轉向精細的內在世界，深化我們的覺知、擴展我們的意識，讓我們的小我消融，穿越揚升不同的醒、夢、眠意識狀態，到達第四境圖瑞亞，使得我們的個體靈終於驗證絕對真實，與全知的梵合而為一。要經歷這段開悟的奇妙旅程，我們的身心都必須做好準備，才能有覺知地順利享受所有的練習。

練習瑜伽睡眠的基礎知識

首先，瑜伽睡眠是以仰躺的攤屍式（大休息式）來進行，熟練後，有些練習雖然可以以靜坐的姿勢練習，但仰躺的攤屍式仍是最佳的練習法。

進行瑜伽睡眠練習時，最好選擇寧靜、沒有光亮，但讓練習者有安全感的場所。身體必須躺在相對較硬的地板上，避免躺在床上練習，以免將練習和睡覺劃上等號，容易陷入昏沉。頭頸部下方可以枕著相對柔軟的枕頭或毛巾，也可以使用眼罩深化練習。

特別要注意的是，瑜伽睡眠練習時會從深沉的放鬆和呼吸的覺知開始，身體所有新陳代謝的機能都會緩慢下來，體溫也會下降，因此，練習時身上要覆蓋保暖的衣物、毛毯或披肩，才不會感覺寒冷而失溫。

雖然以攤屍式躺平似乎很簡單，但如果練習的時間比較長，對身體（特別是腰部）曾經受傷的朋友，要保持身體靜止不動其實是不小的負擔，因此，不妨靜心覺察自己的身體狀態，傾聽身體的聲音，如果練習時間比較長，可以在腰部、身體感覺不舒服或曾受傷的部分，適當以毛巾摺疊墊在身體下方，以減緩不適。

其次，在瑜伽睡眠的練習態度上，「放下、放下、再放下」是在瑜伽睡眠的練習引導中，最常說的字句。然而，「放下」兩字聽來簡單，但真正要能做到放下心中萬分在乎的人事物，有時候比登天還難，當這份放不下的情感和情緒太過強烈時，就成了執著與罣礙，甚至會成為一股凝固的能量，糾結成塊，影響到身體的健康。

在瑜伽哲學中，人在世間最大的幻象是將自己的身體當成我，一心相信身體就是我的全部，而最大的恐懼則是來自死亡，失去這個自以為就是全部的我的身體。

瑜伽睡眠以大休息式，也就是攤屍式（śavāsana）進行，梵文 śavāsana 中的 śavā 是指屍體，āsana 是指姿勢，因此，顧名思義，攤屍式就是把身體當成屍體般的姿勢來進行練習。攤屍式也是人吐下最後一口氣離開這個身體的最後姿勢；在攤屍式的練習中，克服對死亡的恐懼是打開生命真理的一道窗，全然的臣服、全然的放下，將自己交託給內在本具的圓滿或是那更高的宇宙智慧。

全然的臣服、放下與交託，是可以練習的選擇。當恐懼、不舒適感出現時，試著溫柔、客觀地看著這些發生，告訴自己：「現在浮現的不管是什麼，我選擇放鬆、放下。」一次又一次的反覆練習，這些選擇就能淬煉出內在的信任、堅韌與勇氣。當身體及內在的情緒、印記、習性，透過深沉的放鬆慢慢消融時，我們的意識就多出了空間，能夠創造新的迴路和習慣，迎向更清明而深刻的練習。

斯瓦米韋達總是說：「每個人都是意識大海的一滴小水滴。」瑜伽睡眠也是一個小水滴認識自己，同時回歸融入大海的過程。當小水滴意識到自己和大海合一，自己和大海的本質都是相同時，在小水滴之內也能清楚感受到大海的每一個波浪、每一個漣漪、每一個浪潮流經的地方與路徑。如同一花一世界，小水滴和大海無異，所有人的意識都緊密相連，當我們認知到這一點時，我們的意識不再侷限在自我，而能擴展到無限，我們也不可能再自私，因為海納百川的愛早已將我們充盈。

現代人處在高壓多變的社會形態與充滿挑戰的環境中，身心都積累許多的疲憊與衝突，每一回到印度學院，斯瓦米韋達總會笑笑說：「先去好好休息，睡個三天吧。」剛開始練習瑜伽睡眠時，許多朋友很容易就會睡著，那是因為身心累積了許多疲累，一旦有機會，就會透過深沉的放鬆練習來釋放，而睡眠正是最好的療癒和充電的方法。因此，如果開始練習時總是睡著，不妨釋懷接受宇宙母親的恩典與禮物，多點耐心，給自己一點時間，觀察自己在練習過程中的變化，等到身體的疲累慢慢清除消失時，練習狀態就會比較清明。

在此同時，我們也可以在每一次練習時，都做一個決願（Sankalpa）的練習，讓自己下決心在練習的過程中保持覺知，下決願也適用在每一個練習或願望中，以真誠的心進行以下步驟。

決願

- 將覺知放在呼吸上，專注地數息幾分鐘。
- 透過專注地數息，讓心平靜、緩和，如靜止的湖面般沒有漣漪，成為一個靜定與靜默的容器。
- 非常安靜地將訊息／願望送到細微世界中的能量場中。
- 完成後將它放下，全然臣服在宇宙的能量裡，將訊息／願望獻給神聖的恩典，沒有一絲掙扎。

- 你可以每天重複這樣的過程。
- 你開始會覺察或感知自己的行動及起心動念，並發現自己知道該如何採取行動，而宇宙也會派遣出乎意料之資源和幫手，協助你完成這份願望。
- 保持這樣的狀態，讓自己成為一個觀察者，而非一個做者（doer）。

瑜伽睡眠練習的進步過程

瑜伽睡眠是以開悟為最終目標所做的練習，每一個練習都有其背後深刻的意義，然而，在練習的過程中，的確有許多意想不到的益處隨之而來，例如，因為深沉的放鬆，身心獲得充分的休息與療癒，失眠問題改善了，或者能用更短的時間恢復疲勞，睡覺時間變短、精神卻變好等。

隨著練習的進階與意識覺知的穿越擴展，你也可以跟斯瓦米韋達一樣進入宇宙的圖書館，下載更高的智慧與創意來協助要完成的工作。斯瓦米韋達建議，透過每天晚上有覺知地觀察自己如何從清醒進入睡眠，輕輕地在睡前觀想自己想要完成的工作內容，當你的覺知意識開展，創意的答案或解決方案往往會在夢境或清晨即將醒來的片刻出現。很多人都有靈光一現的「啊哈」時刻，透過瑜伽睡眠的練習，這個靈光一現可以被有意識地訓練而增加頻率、延長時間。這也是為什麼瑜伽睡眠可以激發創意、增強學習力的原因，事實上，這只是我們意識擴展，連結到宇宙圖書館，慢慢知道如何善用及讀取內在本具的智慧。

當然，練習瑜伽睡眠也有些意想不到的「副作用」，練習瑜伽睡眠最好的時間其實是早上或清晨，因為經過晚上充分的休息，早上練習的效益會更高。如果是在晚上練習瑜伽睡眠，有些朋友則會因為深度的放鬆與休息，精神反而好得睡不著，但也有些習慣夜晚從事創作或工作的夜貓子朋友，會覺得這樣剛好有足夠的精氣神，能提高效率。總之，只要觀察並調適自己的身心狀態，找到最好的時間練習即可。

另外，瑜伽睡眠練習要擴展覺知，穿越意識，連結至高智慧，因此，淨化是必要且關鍵的過程。在瑜伽睡眠的幾個準備練習中，都有針對身上不同的能量點、脈輪、意識中心點的練習，都是為了讓我們的身體、呼吸及意識能夠專注而放鬆，進而淨化、清除我們在這些靈性練習及生命生活中的障礙。

我們的身體、呼吸、意識，累積了生生世世輪迴的情緒、記憶、衝突、習性、印記，並且一次一次形成深刻的溝槽，就像拿刀子在木頭的同一個地方不斷深鑿，成了深深的刻痕，成為難以改變的行為習慣或脾氣習性。這些情緒、記憶、衝突、習性、印記也像裝滿杯子的水，占據了我們靈性的空間，如果沒有清空杯子，如果沒有創造一個新的習慣，如果沒有在大腦中重新創造一個新的神經迴路，那麼所有的意識擴展與穿越是不可能發生的。

因此，瑜伽睡眠的準備練習，就是一次又一次在幫我們掃除靈性練習上的障礙，而在每一次淨化的過程中，那些累積在身體、呼吸、意識中的情緒、衝突、習性和印記，就會以不同的方式浮現。身體的疼痛、不自主的擺動，或是突然因為回想起特定的記憶或人事物而使呼吸變得緊繃急促，還有想哭、做夢等等，都是淨化時可能會出現的形式。

曾經有位朋友，在進入深沉的放鬆和意識狀態穿越時，右腳會不自覺地大幅擺動。一開始他非常困惑，不曉得身體為什麼會有這樣的反應，相當困擾。經過幾次的練習後，有一天他終於想起，自己在年輕時曾經出過一次大車禍，右腳受過嚴重的創傷，但因為車禍帶來太大的震驚與創傷，大腦啟動了遺忘保護的機制，把這場車禍深鎖在記憶中。直到他練習瑜伽睡眠後，這個人生曾經經歷的重大事件才浮現，讓他有機會處理過去被忽略的創傷。

這些淨化的過程沒有不好，而是恩典。許多被我們忽略的、隱藏在角落的生命暗流或創傷，終於有機會被我們溫柔地凝視。這些練習的過程就像打掃一個本來烏煙瘴氣的房間，本來你在黑麻麻的房間裡什麼都看不見，但一旦你開始清理，房間就開始慢慢由黑轉白，回復純淨的樣貌。當大片的汙垢被清除，白牆上只要有一些小汙點，就很容易發現及清理。瑜伽睡眠的練習就是這樣，不斷地將我們的身心清理、淨化、靜化、進化，一路移除我們靈性修持道路上的障礙。

十幾、二十年前，從印度新德里機場開車到瑞斯凱詩學院的路程，需要花上十多個小時的時間，因為道路狹窄，路上各種人車及動物橫行，在沒有紅綠燈及柏油的泥濘土道上，有車子、機車、腳踏車、嘟嘟車、三輪車、行人、小販，還有印度的聖獸牛隻悠閒地行走躺臥其間，這條到印度學院的求道之路相當漫長。

但隨著道路的拓寬、基礎建設與社會文明的進步，現在到瑞斯凱詩印度學院的高速公路已經完成，只需要兩個半小時的時間，就可以從新德里機場抵達學院。我們的靈性之道就和這條道路一樣，透過練習、練習、再練習，泥巴小路成了高速公路，會帶我們走向最高意識的開悟之路。

誠如《曼都基亞奧義書》所說，瑜伽睡眠是從粗糙走到精細的過程，同一個練習隨著當下身心狀態的不同，也會不一樣。從身體肌肉的放鬆、呼吸深沉均勻的流動，以及覺察從呼吸之流到細微能量身氣（Prana）的作用，瑜伽睡眠所有的練習都有層次上的不同，是不同身套與意識境地的穿越，從肉身、氣身、意身、智身到樂身，從醒、夢、眠到第四的圖瑞亞。

我在分享瑜伽睡眠的過程中，許多朋友們一起練習，一起一步步理解瑜伽睡眠的奧祕，而自己身心細微的變化，也一點一滴地展現出來，許多成效更透過現代科技裝置被驗證。

練習多年的櫻慧在一次深沉的放鬆中，驚訝地告訴我，她帶著監控身心健康狀態的智慧手錶，上面的壓力評估竟然在練習的時候顯示為「0」，她說：「我從來沒有看過壓力0的數字！」

另一位我深深感謝的同行助伴靜娟，曾經課堂上只有我和她兩人。有趣的是，她幾乎每一次上課都會深深地睡著了，我們兩人都曾經懷疑，這些練習有用嗎？即使如此，她每一次都風雨無阻，從不缺席。有一次，颱風來襲，我心裡發懶，猶豫著是不是乾脆停課算了，但一想到靜娟從不請假，只好打起精神到協會上課。果然，我一打開門，全身被強風暴雨淋濕的靜娟準時出現在課堂上。雖然那一刻她狼狽不堪，但對我而言，卻是上師派來提醒我要規律練習、無私服務、對自己和他人都要存有善與愛的天使。

靜娟總是略帶不好意思的分享，雖然她上課時睡著的機率居多，也經常不知道上課的內容，但神奇的是，她的生命和習性卻在不知不覺中改變了，世界照常運轉，生命劇本相同，但她似乎變得更有耐性，更為包容，身心上的一些緊繃與綑綁悄悄地鬆開了。或許這就是《曼都基亞奧義書》中所描述，我們內在的那個個體靈，那個永恆的見證者，一直都在經歷、體驗所有的生命過程。

對所有的練習者與求道者來說，要檢視自己的練習有沒有進步，可以透過觀察每一次的練習能否很快地進入專注而放鬆的狀態、意識的收攝與擴展是否越來越熟練、覺知是否越來越精細和深刻。你可能以為自己只是一直在做相同的練習，但隨著這些練習不斷深入，將會在某一天憣然醒悟：「原來聖哲和大師們書上講的是這樣的感受，原來《奧義書》經典上的提點都是真理，原來書上的文字都可以變成自己穿越不同意識狀態裡真實的體驗……」回頭一看，原來自己的練習已經走了這麼遠，一切都是最好的安排。

瑜伽睡眠的系統練習法

瑜伽睡眠是系統性的練習，真正所謂「瑜伽睡眠」其實只有穿越醒、夢、眠三個意識狀態，進入心竅（心的洞穴）的那十分鐘，其餘的都只是瑜伽睡眠的準備練習，以下分享的每一個練習都可以單獨熟練，如果時間足夠，也可以進行完整的序列練習。建議最好由資深具格的老師帶領及分享練習，以掌握練習的精微細節。

鱷魚式呼吸法

在印度古老神話中，鱷魚是海神的坐騎，也象徵著如果可以征服鱷魚，就能控制自己的呼吸。

鱷魚式是訓練橫膈膜式呼吸最好的方式。橫膈膜是腹腔和胸腔中間如水母般運動的一片薄膜。當吸氣的時候，橫膈膜會下降，讓新鮮的氧氣進入肺中，吐氣時，橫膈膜會上升，協助體內的廢氣排出。每個人一出生時，都是自然地使用橫膈膜式呼吸，如果想知道什麼是自然的橫膈膜式呼吸，只要仔細看著剛出生的嬰兒熟睡時，腹部輕微的起伏律動，那就是我們與生俱來的天賦與禮物——橫膈膜式呼吸。

可惜的是，隨著小孩開始經歷人生的喜怒哀樂，隨著成長產生的許多情緒，讓橫膈膜式呼吸慢慢受到影響，甚至被深深遺忘，成為短淺的胸式呼吸。很多朋友經常會擔心地問：「那怎麼辦？我的呼吸有問題嗎？要怎麼呼吸才是對的呢？」

對瑜伽士來說，人的壽命不是用時間計算，而是以呼吸來衡量。印度哲學相信，每個人的呼吸都有定數，當你的呼吸能夠深沉而緩慢，壽命自然就會延長。然而，呼吸透露的奧祕不只是生命的長短，所有生命的質量幾乎都在呼吸間見真章，喜馬拉雅瑜伽傳承近代的上師斯瓦米拉瑪只要觀察一個人的呼吸，就可以看盡他／她的一生，就如同星象家可以從星盤上窺見未來一樣。

斯瓦米韋達也有同樣的本事，他有時會開玩笑地說：「呼吸把大家都給出賣了！」許多學生弟子來到他跟前，不需言語，呼吸的狀態早已經告訴他關於面前學生們的人格特質、情緒、習性等等。很多人認為這是大師們的神祕力量，但斯瓦米拉瑪強調，這不過是呼吸的科學，只是一般人不知道罷了。

至於呼吸有沒有對錯？在這個二元對立的物質世界中，或許不需要再多增加如此的爭論。誠如喜馬拉雅瑜伽傳承資深的老師阿修所說：「呼吸本身沒有對錯，每個人一生所遭遇的人事物、情緒、習慣，造就了今日的呼吸方式，只要我們現在生命仍持續著，那就表示呼吸有善盡職責地將我們帶至今日的境地。」接受自己所有的狀態，包括呼吸，是瑜伽練習中相當關鍵的一部分；只有全然接納當下的自己，才能啟動轉變的能量。因此，不管目前的呼吸方式如何，都是當下身心最自然的狀態。

不過，呼吸的質量和生命中所有事情一樣，都有選擇及調整的空間，而讓自己重新體會如嬰兒般的橫膈膜式呼吸，則是在瑜伽睡眠中深沉放鬆的最佳基礎及第一步，而鱷魚式是透過特定的姿勢，讓身體重新訓練及體會橫膈膜式呼吸最好的方法。

不過，並不是每個人都習慣鱷魚式的姿勢與練習方法，如果能在雙手的姿勢及利用毯子或毛巾輔助下，可以減緩不適。一旦熟練鱷魚式，不僅可以重新體會橫膈膜式呼吸在短時間內帶來的深沉放鬆，對情緒的穩定及淨化也有相當大的幫助。斯瓦米韋達曾經說過：「只有情緒全然淨化的人，可以回復到如嬰兒般純真的橫膈膜式呼吸。」

鱷魚式橫膈膜式呼吸法練習流程

・臉朝下，將身體趴在地板上。

・雙腳打開比肩膀寬，讓髖關節可以平放在地板上且沒有壓力。必要時，可以稍微移動骨盆腔，找到最舒服的位置。雙腳打開後，可以的話，腳尖朝外、腳跟朝內、放鬆雙腳。如果你將腳尖朝外時，會覺得僵硬、無法放鬆，也可以嘗試腳尖朝內，腳跟朝外，同樣雙腳放鬆。

・雙手交疊，右手在上，左手在下，將額頭放在右手前手臂的中間點，手肘稍稍往內收，同時藉此將胸口帶離地板，並在胸口離地和肩膀放鬆之間找到一個平衡點。

・調整好鱷魚式（見圖1）的姿勢後，將覺知帶回到呼吸上頭，感覺空氣在鼻腔的流動。

・將心從所有時空帶回到現在、當下、此時此刻。

・感覺肚臍中心點、腹部、腰部兩側、肚臍後方的下背及腰部，這整個區域的起伏律動。吸氣時，腹部擴張對抗地板，造成些許壓力，吐氣時，這整個區域自然收縮遠離地板。

・鱷魚式練習的時間長短可依個人而定，從三、五分鐘的快速放鬆，到二十分鐘，甚至半小時、四十分鐘的深沉練習皆可。

結束並離開鱷魚式練習

· 先將雙手鬆開，手肘保持彎曲放在頭部兩側，掌心向下，右臉頰放在地板上，進行三次深呼吸，並細微調整手肘的彎度和位置，讓肩膀沒有壓力，可以完全放鬆（見圖2）。

· 接著，彎曲在地板上的雙腳，先將膝蓋併攏後（見圖3），再將雙腳慢慢放回到地板上，腳尖朝內、腳跟朝外（見圖4），進行三次呼吸，讓雙腳從腳尖到髖關節完全的放鬆。

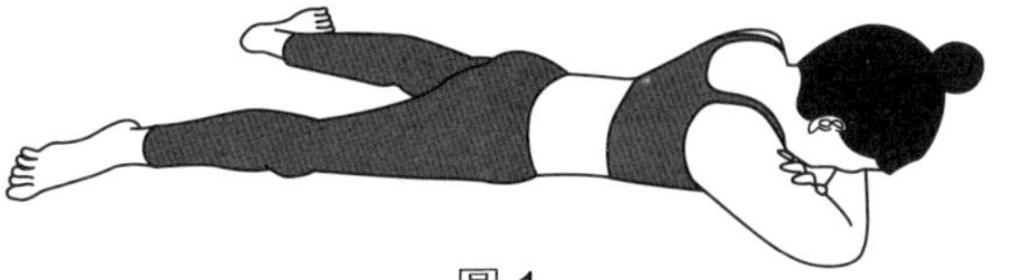
圖 1

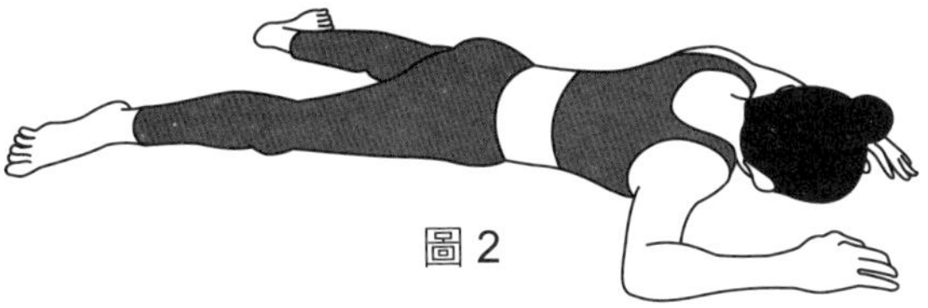
圖 2

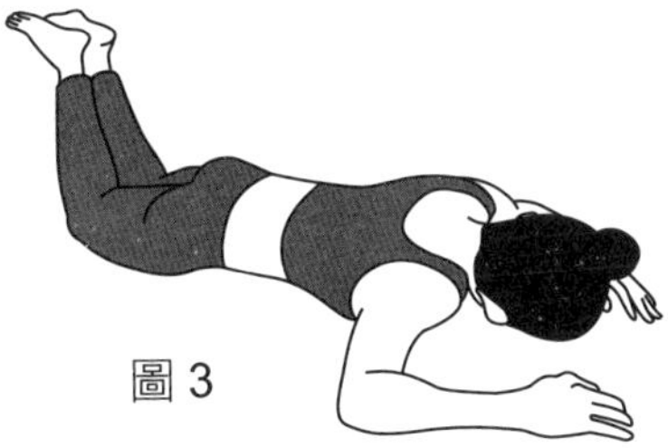
圖 3

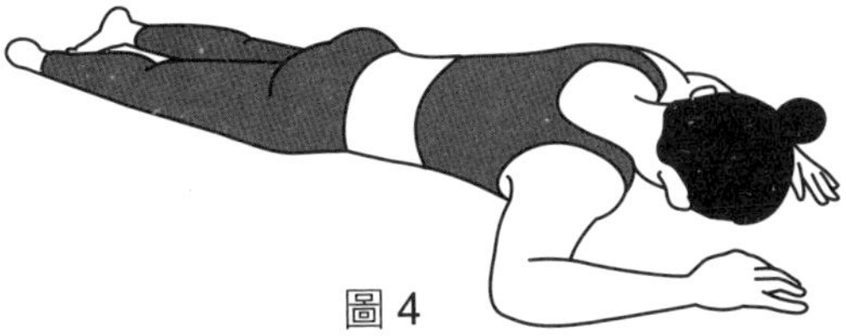
圖 4

・最後將雙手放回身體兩側、靠近臀部的位置，手肘保持彎曲，掌心向上（見圖5），讓雙手、肩膀、全身完全放鬆，臉頰轉向另外一側，進行六次呼吸。

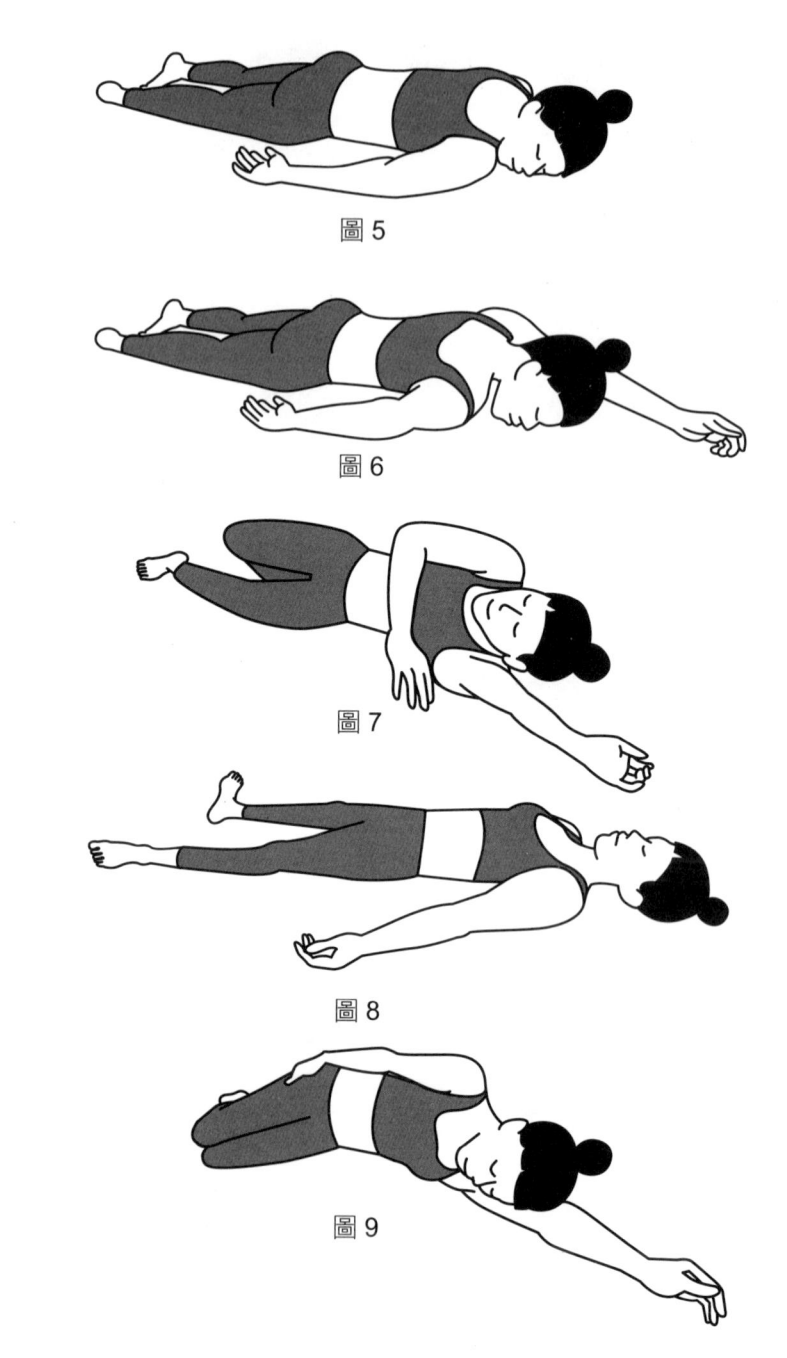

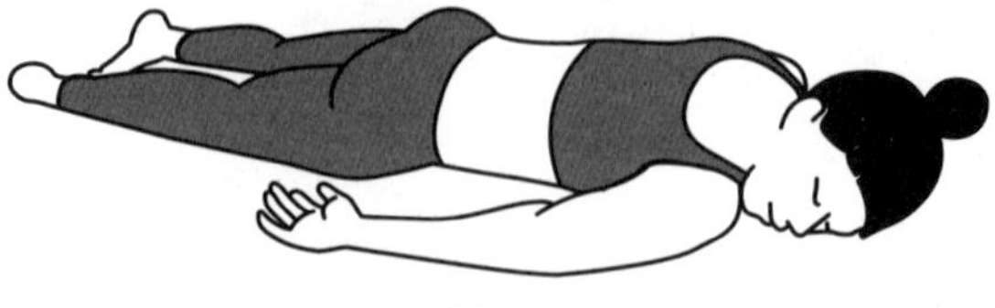
圖5

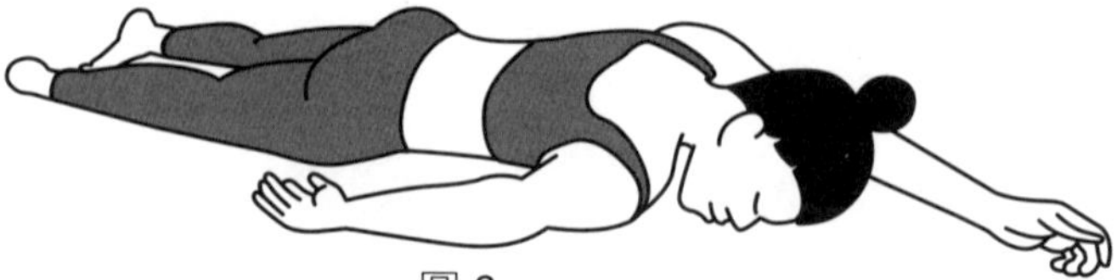
圖6

圖7

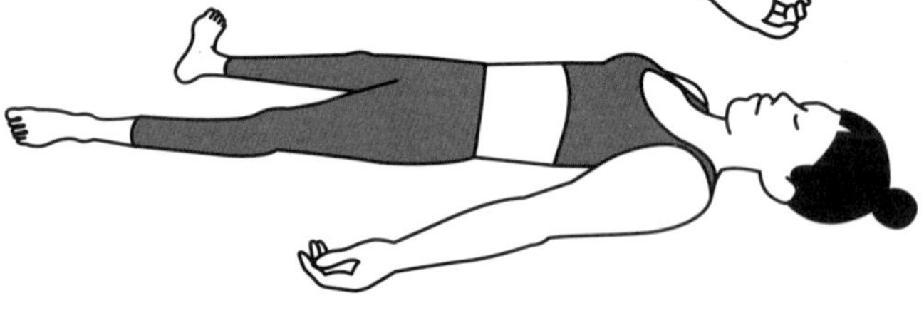
圖8

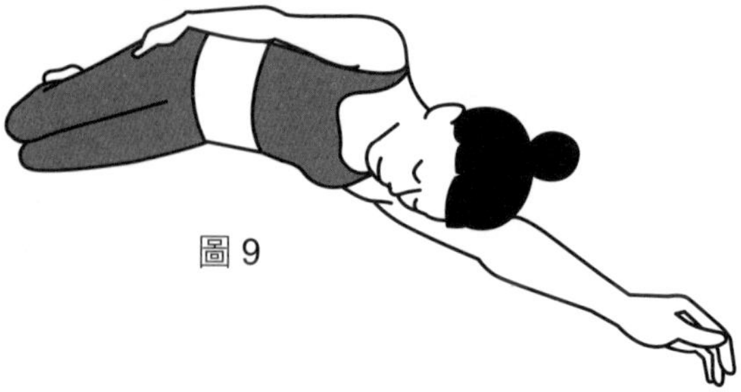
圖9

．慢慢將左手高舉過頭（見圖6），翻身回到大休息式（見圖7、圖8），再一次吐氣放鬆。如果時間足夠，可以在大休息式中，再次感受剛剛練習的橫膈膜式呼吸。

．在鱷魚式的練習中，腰部是呈現後彎的曲度，因此，最後在大休息後，可以再次彎曲雙腳離地，並用雙手抱膝，來進行腰部回復的動作。吐氣時，將膝蓋往胸口靠近一些些，吸氣並保持剛剛到達的位置。重複幾次這樣的練習後，放鬆雙手雙腳，回到大休息式。

．再一次保持身心及呼吸的覺知，將左手高舉過頭，慢慢翻身到左側躺姿（見圖9）。頭部可以稍微枕在左手上，右手則放在右側的臀部上，再一次感受完整的橫膈膜式呼吸，感覺用右鼻孔及右側身體呼吸，讓右鼻孔的日／陽能量帶領你做下一個階段的轉換。

．準備好時，將右手輕輕撐住地板，慢慢起身，回到舒服的坐姿，並保持對橫膈膜式呼吸的覺知，結束練習。

關節與腺體的練習

關節與腺體的練習是喜馬拉雅瑜伽傳承裡重要的一部分，雖然動作看起來很簡單，但都是針對全身能量流動的交會點。當我們有覺知地進行練習時，身上的這些能量才能夠順暢地流動，並引導到需要能量的位置，如此一來，才能從單純的肢體物理動作轉變為細微能量身的流動。結合身體的動作及能量，加上橫隔膜式呼吸的協調與整合，以及有意識的覺知，當這些條件狀態都具足，才是一個完整的整合性瑜伽練習。

關節與腺體的動作從頭到腳循序漸進，當你能夠整體性深入練習時，將對自己的身體狀態、能量流動、呼吸習性及意識覺知，產生更深入的了解。關節與腺體是建立所有瑜伽練習最深刻的基石，而這些動作可以請教喜馬拉雅瑜伽傳承的老師們，也可以參考《關節與腺體》（*Exercises for Joins and Glands: Simple Movements to Enhance Your Well-Being*）一書。

由於瑜伽睡眠是以攤屍式（大休息式）練習，而長時間平躺會對腰部會造成相當程度的壓力，因此，以下特別介紹四個紓緩腰部緊繃的動作，它們對長期坐在辦公室的上班族也有相當好的舒緩效果。

在進行這四個動作之前，要先平躺在地板上，調整好大休息式。雙手打開的寬度，要讓肩膀可以完全放鬆；雙腳打開的寬度，要讓髖關節可以平放在地板上，沒有壓力。然後，閉上眼睛，打開內在的心眼，讓身體可以完全自在、完全放鬆。

第一式　平躺旋轉髖關節

- 平躺在地板上，調整好大休息式。
- 吸氣，將你的雙腿彎曲，腳跟踩在靠近臀部的位置，下巴微微內縮，讓脖子有足夠的空間伸長，然後再一次吐氣放鬆。
- 下一次吸氣時，雙腿離地，兩隻腳的大拇趾靠近相對，雙手分別握住兩腿的膝蓋（見圖10），吐氣時，開始從外往內慢慢旋轉你的雙腿及髖關節（見圖11），感覺用雙腿轉圈。
- 雙手可以適度在雙腿外側施加壓力，以增加旋轉的深度。
- 讓呼吸帶領你的動作，讓你的動作和呼吸完全協調，對每一個動作保持覺知。

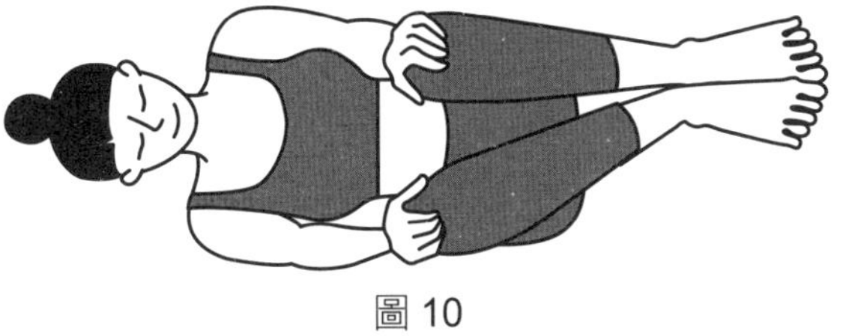

圖 10

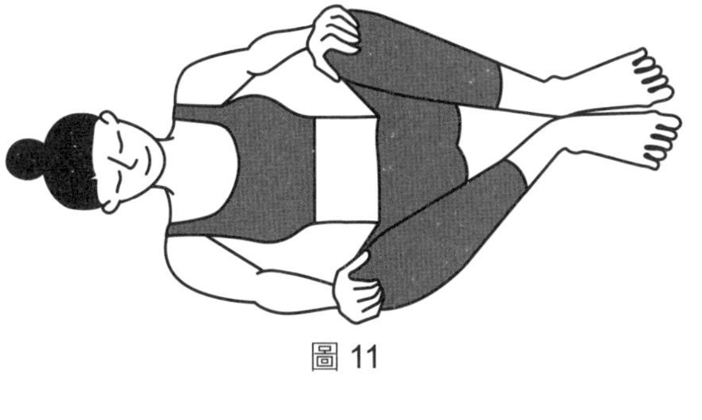

圖 11

．只有動作的身體部位需要啟動用力，其他沒有用到的身體部分請放鬆。
．在動作中保持全然的覺知，感覺這個動作對你的腰部、髖關節、下背部帶來的伸展與舒緩。
．如果感覺到身體任何部位的緊繃，在吸氣時覺知並將念頭帶到緊繃的部分，在下一個吐氣時放鬆它。
．接著，雙腿換方向（由內往外）旋轉，做相同的旋轉次數後，放鬆雙手及雙腿，雙腿保持彎曲回到地板上，腳跟踩在靠近臀部的位置，吐氣放鬆。

第二式　側邊及髖關節的伸展

．平躺在地板上，調整好大休息式。
．吸氣，雙腿彎曲，腳踩在地板上，雙手保持在大休息式的姿勢，掌心向上，吐氣放鬆。
．將彎曲的雙腿打開，盡量加大雙腳打開的寬度，比瑜伽墊還寬（見圖12）。
．先以左腳當作支撐點，左腳不動。吐氣，右腳保持踩地，隨著吐氣慢慢將右膝蓋往下移到內側的地板上（見圖13）。
．吸氣，右膝蓋往上抬起，慢慢回到原來的位置。
．接著吐氣，換右腳當作支撐點，右腳不動，左腳保持踩地，隨著吐氣慢慢將左膝蓋往下移到內側的地板上。

・跟隨自己的呼吸韻律重複這樣的練習，讓呼吸帶領你的動作，讓你的呼吸和動作完全協調整合，有覺知地做每一個動作。

・感覺側邊的身體，從腋下到腰側、髖關節、大腿、膝蓋，甚至到腳、腳趾頭，因為這個動作而產生的伸展與舒緩。

・兩邊做到同樣的次數後，可以慢慢併攏雙腳，回到雙腿彎曲，腳跟踩在地板上，靠近臀部的位置，再一次吐氣放鬆。

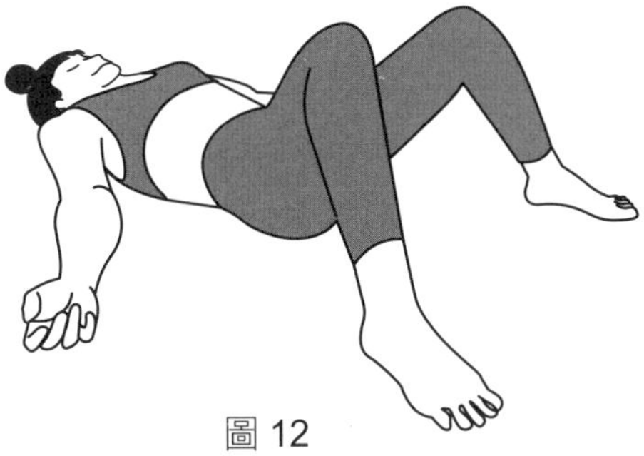
圖 12

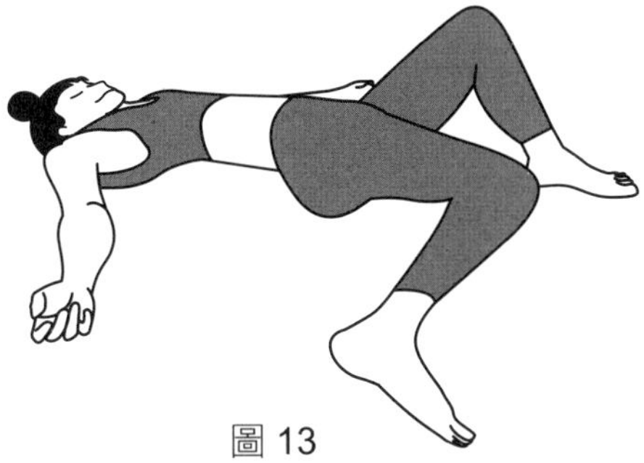
圖 13

第三式　腰部側邊扭轉

- 平躺在地板上，調整好大休息式。
- 雙腿彎曲，腳踩在地板上靠近臀部的位置，雙手呈大休息式，掌心向上，吐氣放鬆。
- 吸氣，調整雙手到與肩膀同高的位置，掌心向下壓著地板，將雙腿彎曲，腳跟踩在靠近臀部的位置（見圖14）。
- 先將雙手用力壓住地板以保護腰部，尾椎骨往內收縮，然後吐氣，慢慢將彎曲的雙腿向下移到右邊的地板上（見圖15）。如果雙腿相對緊繃，無法放置到地板上，可以準備墊子或靠枕墊高支撐雙腿。
- 雙腿穩定放在右邊地板或支撐靠墊上後，再將頭慢慢轉向左側，放鬆左手與肩膀，左手掌心向上（見圖16），讓呼吸自由流動，享受扭轉。
- 吸氣，再一次將雙手掌心向下，用力壓住地板以保護腰部，尾椎骨往內縮，慢慢將放在右側地板上的雙腿抬起，回到中心點。
- 以同樣的步驟，將雙腿放到左邊的地板臉頰轉向右側，到定位以後，放鬆右手與肩膀，右手掌心向上，享受另一邊的扭轉。
- 然後吸氣，再一次將雙手掌心向下，用力壓住地板以保護腰部，尾椎骨往內縮，慢慢將放在左側地板上的雙腿抬起，回到中心點。

．兩邊的腰部扭轉做到同樣次數後，可以將彎曲的雙腿立起，雙腳踩在地板上靠近臀部的位置，再一次吐氣放鬆。

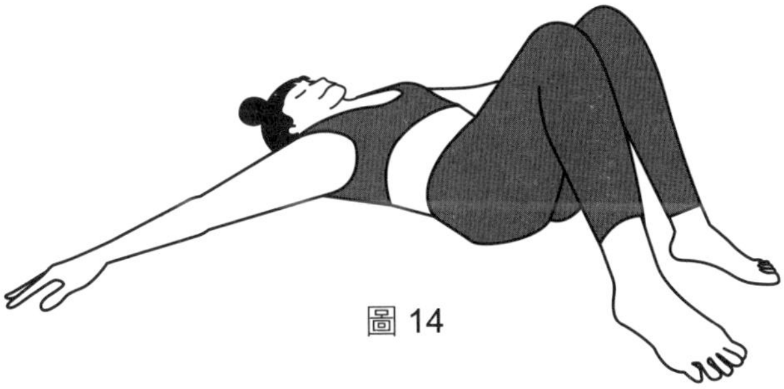
圖 14

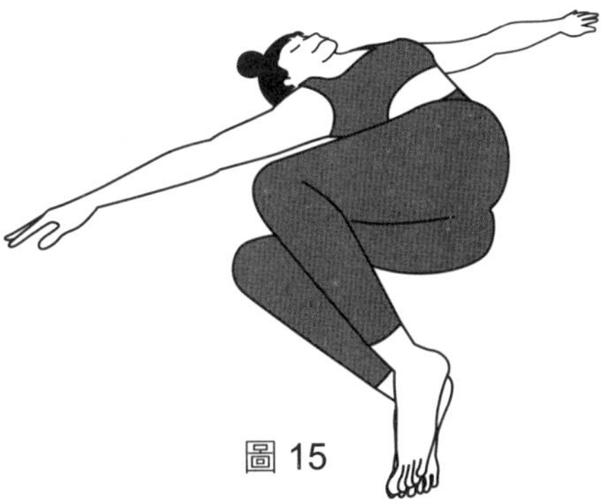
圖 15

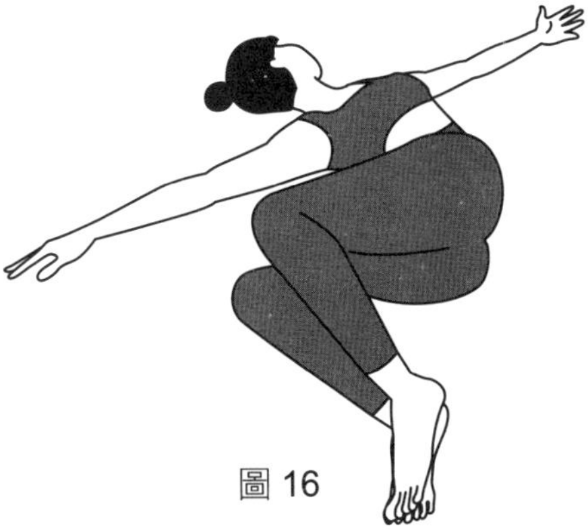
圖 16

第四式　雙手抱膝

・平躺在地板上，調整好大休息式。

・雙腿彎曲，腳跟踩在靠近臀部的位置，吐氣放鬆。

・下一個吸氣，雙腳離地，雙手抱膝，安住在這個姿勢上歇息（見圖17）。

・吐氣，將膝蓋往胸口移一些，吸氣並保持在剛剛到達的位置。

・每一次的吐氣時，都將膝蓋往胸口移一些些，感覺這個動作為腰部帶來的舒緩與伸展。

・讓你的呼吸自由流動，在所有動作的過程中保持全然的覺知。

・慢慢放鬆你的雙手及雙腳，回到大休息式的姿勢。

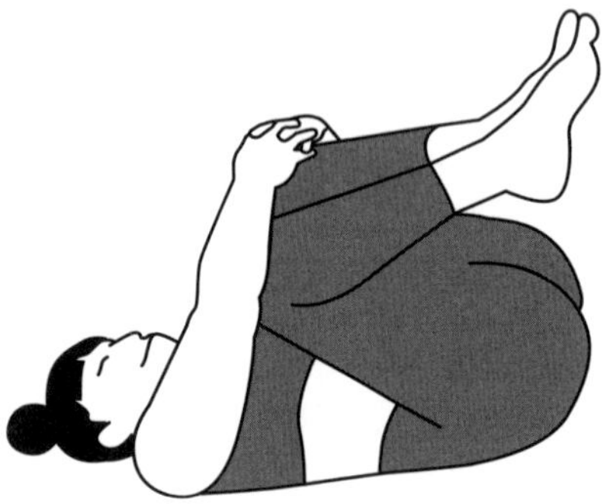

圖 17

☼ 緊繃與放鬆的練習

緊繃與放鬆練習是從身體覺察進入細微身覺知的練習（如系統性放鬆、六十一點放鬆）之前的絕佳橋梁。對於剛開始覺察身體感受的練習者，有時無法快速感受細微能量身的放鬆及呼吸的覺察，但透過緊繃與放鬆練習，就可以清楚感受緊繃與放鬆間的反差，慢慢擴大深刻覺知，可以為接下來更細緻精微的練習做好準備。

緊繃與放鬆練習也能讓習慣身體躁動的練習者，慢慢地將身體安定下來。配合對呼吸的覺知，在繃緊身體時覺察身體的感受，緊繃部位用力但不顫抖；吐氣時，配合呼吸將緊繃部位放鬆。這項練習能在全身較大面積（四肢，身體軀幹）或較小面積（臉部、額頭，甚至體內器官）進行，重點是要整體覺察全身身體、呼吸、意識的狀態。只有繃緊的部位才會用力，身體其他部分都要放鬆。同時，全程保持呼吸自由順暢地流動、不憋氣，在任何情況下都不犧牲自由、深沉、均勻的呼吸之流。

以下分享身體較大面積的緊繃與放鬆練習。

練習流程

· 以大休息式躺下，雙手打開的寬度讓肩膀可以完全放鬆，雙腳打開的寬度讓髖關節可以平放在地板上，沒有壓力。閉上眼睛，打開內在的心眼，讓身體可以完全自在、完全放鬆。

・感覺身體所處的空間，感覺身體與地板接觸的面積，感覺身體在地板上的重量，輕輕地在身體周圍畫三道金色光芒，從左到右、從右到左、從上而下，這三道金色光圈輕輕將全身包圍，你在裡面非常安全，完全受到保護。

・將覺知帶到呼吸上頭，感覺空氣在鼻腔的觸動，深深地吐氣、深深地吸氣，感覺全身都在呼吸。

・將覺知帶到右手，繃緊右手，右手用力，身體其他部位放鬆。

・放鬆右手。

・將覺知帶到左手，繃緊左手，左手用力，身體其他部位放鬆。

・放鬆左手。

・將覺知帶到左腿，繃緊左腿，左腿用力，身體其他部位放鬆。

・放鬆左腿。

・將覺知帶到右腿，繃緊右腿，右腿用力，身體其他部位放鬆。

・放鬆右腿。

・現在將覺知帶到左手及左腿，繃緊左手及左腿，身體左半側用力，身體右半側放鬆。

・放鬆左手及左腿。

・將覺知帶到右手及右腿，繃緊右手及右腿，身體右半側用力，身體左半側放鬆。
・放鬆右手及右腿。
・將覺知帶到右手及左手，繃緊右手及左手，身體上半部用力，身體下半部放鬆。
・放鬆右手及左手。
・將覺知帶到右腿及左腿，繃緊右腿及左腿，身體下半部用力，身體上半部放鬆。
・放鬆右腿及左腿。
・保持在大休息式，繼續進行有覺知的全身呼吸，讓生命能量呼吸之流滋養全身每一個細胞。
・慢慢地結束練習。

☀全身系統性放鬆練習

全身系統系放鬆是大面積、有覺知的去放鬆全身不同的區域，可以釋放身體和心靈所累積的情緒及壓力，並且，隨著心念把注意力帶到特定位置，伴隨生命能量呼吸之流（Prana，氣），來加深對身體的敏銳覺察。此外，也能學習不同層次的深度放鬆，讓那股伴隨生命能量呼吸之流的放鬆，就像將茶包放進熱水一樣，慢慢滲透、釋放壓力、消融緊繃，讓放鬆的感覺從皮膚的表面不斷往下、往內，滲透到所有的肌肉、器官、神經系統、每個細胞。

練習流程

· 以大休息式躺下，雙手打開的寬度讓肩膀可以完全放鬆，雙腳打開的寬度讓髖關節可以平放在地板上，沒有壓力。閉上眼睛，打開內在的心眼，讓身體可以完全自在、完全放鬆。

· 最後一次調整大休息式的姿勢，同時輕輕下一個決心，在接下來的練習將保持覺知、靜定不動。

· 感覺身體所處的空間，感覺身體與地板接觸的面積，感覺身體在地板上的重量。輕輕地在身體周圍畫三道金色光芒，從左到右、從右到左、從上而下。這三道金色光圈輕輕將全身包圍，你在裡面非常安全，完全受到保護。

· 將你的覺知帶到呼吸上，感覺空氣在鼻腔的觸動，深深地吐氣、深深地吸氣，感覺全身都在呼吸。

· 將覺知帶到額頭，放鬆額頭。

· 放鬆眉毛、眼睛、睫毛、眼角周圍所有的肌肉。

‧放鬆鼻子、鼻腔。

‧放鬆兩頰、顎關節、牙根。

‧放鬆嘴巴、嘴角周圍所有的肌肉。

‧放鬆下巴。

‧放鬆臉部所有的線條與肌肉，放鬆、放鬆、再放鬆。

‧放鬆脖子、肩膀，再從肩膀一路往下放鬆上臂、手肘、前臂、手腕、手掌、手指頭、手指尖。

‧將覺知帶到手指尖，感覺深沉放鬆的呼吸之流在手指尖來回流動。

‧將覺知再從手指尖一路往上，放鬆手指頭、手掌、手腕、前臂、手肘、上臂、肩膀，再一次完全放鬆。

‧放鬆胸口，放鬆心窩。

‧放鬆胃部，放鬆肚臍中心點和腹部所有的器官與肌肉。

‧感覺當你呼吸時，腹部輕微地起伏律動。吸氣時，腹部如氣球般輕微擴張；吐氣時，腹部自然地收縮下沉。

‧感覺橫隔膜式呼吸的自然律動。

‧放鬆下腹部、骨盆腔、髖關節。

・放鬆大腿、膝蓋、小腿、腳踝、腳、腳趾頭、腳趾尖。
・將覺知放在腳趾尖，感覺深沉放鬆的呼吸之流在腳趾尖來回流動。
・將覺知放在腳趾尖，再從腳趾尖一路往上放鬆腳趾頭、腳、腳踝、小腿、膝蓋、大腿，兩條腿再一次完全放鬆。
・放鬆下腹部，放鬆肚臍中心點和腹部所有的器官與肌肉，再一次感覺腹部輕微地起伏律動。吸氣時，腹部如氣球般輕微擴張；吐氣時，腹部自然地收縮下沉，再一次放鬆、放鬆、再放鬆。
・放鬆胃部。
・放鬆胸口、心窩，兩隻手臂再一次完全放鬆。
・放鬆肩膀、頸部。
・放鬆下巴、嘴巴和嘴角周圍所有的肌肉。
・放鬆牙根、兩顎關節、兩頰。
・放鬆鼻子、眼睛、眼角周圍所有的肌肉。
・放鬆眉毛、額頭，放鬆、放鬆、再放鬆。
・將覺知帶回到呼吸上，感覺空氣在鼻腔的觸動。吐氣時，溫暖濕潤的氣息從鼻腔排出；吸氣時，冷冽新鮮的空氣從鼻腔進入。

・深深地吐氣、深深地吸氣，感覺全身都在呼吸，可以在這邊稍作停留，進行五至十次的深呼吸。

・現在做一個意識的轉換，當你準備好的時候，輕輕地喚醒你的身體。

・輕輕地動動手指頭，輕輕地動動腳趾頭，輕輕地伸展全身。

・當你準備好的時候，將左手高舉過頭，慢慢地翻身到左側躺姿（見前頁的圖9）。

・將右手放在臀部上頭，再一次感覺完整的橫隔膜式呼吸。

・感覺用右鼻孔、右側身體呼吸，讓日、陽的能量帶領你做下一個階段的轉換。

・當你準備好，以右手輕輕地撐住地板，慢慢地起身，回到舒服的坐姿。

・再一次回到靜坐墊上，讓坐骨穩穩地在坐墊上扎根，腰部呈現自然的曲線，胸口打開，肩膀放鬆，下巴微微內縮，讓頭、頸、身體完全順位，呈一直線。

・當你準備好的時候，雙手合十來到胸前，一起用三聲「Om」，結束今天的練習，並想著：將練習的成果獻給我們的老師、家人、朋友及所有的眾生存有，不是我的、不是我的。

・結束練習。

☼ 全身點對點呼吸練習

「專注而放鬆」是瑜伽睡眠練習中，擴展意識、保持覺知的重要關鍵，而全身點對點的呼吸練習，是最適合熟練專注而放鬆方式的準備練習，透過生命能量呼吸之流這個身與心的橋梁，進行有意識、有覺知的放鬆，其主要作用在氣身及意身兩個身套層。

在這個練習中，我們會更深一層明瞭睡眠自然的恩典本質，而全身點對點呼吸練習，也會加深瑜伽睡眠的練習。

練習流程

- 先以鱷魚式進行橫隔膜式呼吸，透過鱷魚式找到自己練習的中心點，並將心帶回到當下、現在、此時、此地。
- 鱷魚式結束後，翻身採大休息式躺下，全身放鬆，再一次進行並觀察五至十次的橫隔膜式呼吸。
- 最後一次調整大休息式的姿勢，同時輕輕下一個決心，在接下來的練習將保持覺知、靜定不動。

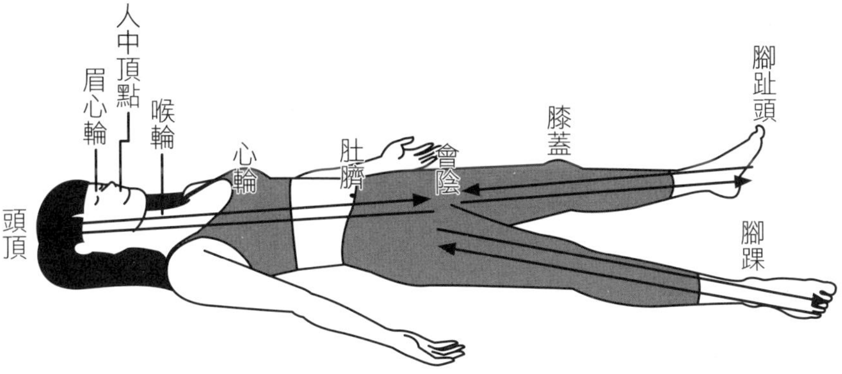

圖 17　全身點對點呼吸示意圖

·將覺知帶到呼吸上，進行幾回合的全身呼吸，深深地吐氣從頭到腳趾頭，深深地吸氣從腳趾頭到頭頂，感覺全身都在呼吸。

·接著，進行點對點呼吸練習。首先從下往上，依序在不同的點上移動。呼吸之流的路徑是：吐氣時，從頭頂沿著脊椎中柱，到脊椎底部的會陰中心點後，再分別往兩腳流動；吸氣時，沿著雙腳往上到脊椎底部的會陰中心點後，再回到頭頂，呼吸之流經過每一個點時，都要深沉的放鬆。

·**腳趾頭—頭頂來回呼吸十次：**將覺知帶到頭頂，吐氣讓呼吸之流從頭頂沿著脊椎中柱，到脊椎底部、會陰中心點後，帶到兩腳的腳趾頭；接著，吸氣從腳趾頭往上到會陰中心點後，沿著脊椎中柱回到頭頂。來回十次。

·**腳踝—頭頂來回呼吸十次：**將覺知帶到頭頂，吐氣讓呼吸之流從頭頂沿著脊椎中柱，到脊椎底部、會陰中心點後，帶到兩腳的腳踝中心點；接著，吸氣從腳踝往上到會陰中心點後，沿著脊椎中柱回到頭頂。來回十次。

・**膝蓋—頭頂來回呼吸十次：**將覺知帶到頭頂，吐氣讓呼吸之流從頭頂沿著脊椎中柱，到脊椎底部、會陰中心點後，帶到兩腳的膝蓋中心點；接著，吸氣從膝蓋往上到會陰中心點後，沿著脊椎中柱回到頭頂。來回十次。

・**會陰—頭頂來回呼吸五次：**將覺知帶到頭頂，吐氣讓呼吸之流從頭頂沿著脊椎中柱，到脊椎底部、會陰中心點後；接著，吸氣從會陰中心點，沿著脊椎中柱回到頭頂。來回五次。

・**肚臍—頭頂來回呼吸五次：**將覺知帶到頭頂，吐氣讓呼吸之流從頭頂到肚臍中心點；接著，吸氣從肚臍中心點回到頭頂。來回五次。

・**心輪—頭頂來回呼吸五次：**將覺知帶到頭頂，吐氣讓呼吸之流從頭頂到心輪中心點；接著，吸氣從心輪中心點回到頭頂。來回五次。

・**喉輪—頭頂來回呼吸五次：**將覺知帶到頭頂，吐氣讓呼吸之流從頭頂到喉輪中心點；接著，吸氣從喉輪中心點回到頭頂。來回五次。

・**人中頂點—頭頂來回呼吸十次：**將覺知帶到頭頂，吐氣讓呼吸之流從頭頂到人中頂點；接著，吸氣從人中頂點回到頭頂。來回十次

・**人中頂點—眉心輪來回呼吸五次（中脈呼吸）：**將覺知帶到人中頂點與眉心輪的中心點（兩眼中間第三眼的位置），吐氣讓呼吸之流從眉心輪到人中頂點；接著，吸氣從人中頂點回到眉心輪。來回五次，感覺這一股細微的中脈生命能量之流。

・**頭頂—人中頂點呼吸來回十次：**接著再一次將覺知帶到頭頂，由上往下依序移動，吐氣讓呼吸之流從頭頂到人中頂點；接著，吸氣從人中頂點回到頭頂。來回十次。

・**頭頂—喉輪呼吸來回五次：**將覺知帶到頭頂，吐氣讓呼吸之流從頭頂到喉輪中心點；接著，吸氣從喉輪中心點回到頭頂。來回五次。

・**頭頂—心輪呼吸來回五次：**將覺知帶到頭頂，吐氣讓呼吸之流從頭頂到心輪中心點；接著，吸氣從心輪中心點回到頭頂。來回五次。

・**頭頂—肚臍呼吸來回五次：**將覺知帶到頭頂，吐氣讓呼吸之流從頭頂到肚臍中心點；接著，吸氣從肚臍中心點回到頭頂。來回五次。

・**頭頂—會陰呼吸來回五次：**將覺知帶到頭頂，吐氣讓呼吸之流從頭頂脊椎中柱，到脊椎底部、會陰中心點；接著，吸氣從會陰中心點，沿著脊椎中柱回到頭頂。來回五次。

・**頭頂—膝蓋呼吸來回十次：**將覺知帶到頭頂，吐氣讓呼吸之流從頭頂沿著脊椎中柱，到脊椎底部、會陰中心點後，帶到兩腳的膝蓋中心點；接著，吸氣從膝蓋往上到會陰中心點後，沿著脊椎中柱回到頭頂。來回十次。

・**頭頂─腳踝呼吸來回十次：**將覺知帶到頭頂，吐氣讓呼吸之流從頭頂沿著脊椎中柱，到脊椎底部、會陰中心點後，帶到兩腳的腳踝中心點；接著，吸氣從腳踝往上到會陰中心點後，沿著脊椎中柱回到頭頂。來回十次。

・**腳趾頭─頭頂呼吸來回十次：**將覺知帶到頭頂，吐氣讓呼吸之流從頭頂沿著脊椎中柱，到脊椎底部、會陰中心點後，再帶到腳趾頭；接著，吸氣從腳趾頭往上到會陰中心點後，沿著脊椎中柱回到頭頂。來回十次。

・保持在大休息式，繼續進行有覺知的全身呼吸，讓生命能量呼吸之流滋養全身每一個細胞。

・現在做一個意識的轉換，當你準備好的時候，輕輕地喚醒你的身體。

・輕輕地動動手指頭，輕輕地動動腳趾頭，輕輕地伸展全身。

・當你準備好的時候，將左手高舉過頭，慢慢地翻身到左側躺姿（見前頁的圖9）。

・將右手放在臀部上頭，再一次感覺完整的橫隔膜式呼吸。

・感覺用右鼻孔、右側身體呼吸，讓日、陽的能量帶領你做下一個階段的轉換。

・當你準備好，將右手輕輕地撐住地板，慢慢地起身，回到舒服的坐姿。

・再一次回到靜坐墊上，讓坐骨穩穩地在坐墊上扎根，腰部呈現自然的曲線，胸口打開，肩膀放鬆，下巴微微內縮，讓頭、頸、身體完全順位，呈一直線。

· 當你準備好的時候，雙手合十來到胸前，一起用三聲「Om」，結束今天的練習，並想著：將練習的成果獻給我們的老師、家人、朋友及所有的眾生存有，不是我的、不是我的。

· 結束練習。

☀ 31點及61點放鬆練習

31點放鬆練習

· 以大休息式躺下，雙手打開的寬度讓肩膀可以完全放鬆，雙腳打開的寬度讓髖關節可以平放在地板上，沒有壓力。閉上眼睛，打開內在的心眼，讓身體可以完全自在、完全放鬆。

· 最後一次調整大休息式的姿勢，同時輕輕下一個決心，在接下來的練習將保持覺知、靜定不動。

· 感覺身體所處的空間，感覺身體與地板接觸的面積，感覺身體在地板上的重量。輕輕地在身體周圍畫三道金色光芒，從左到右、從右到左、從上而下。這三道金色光圈輕

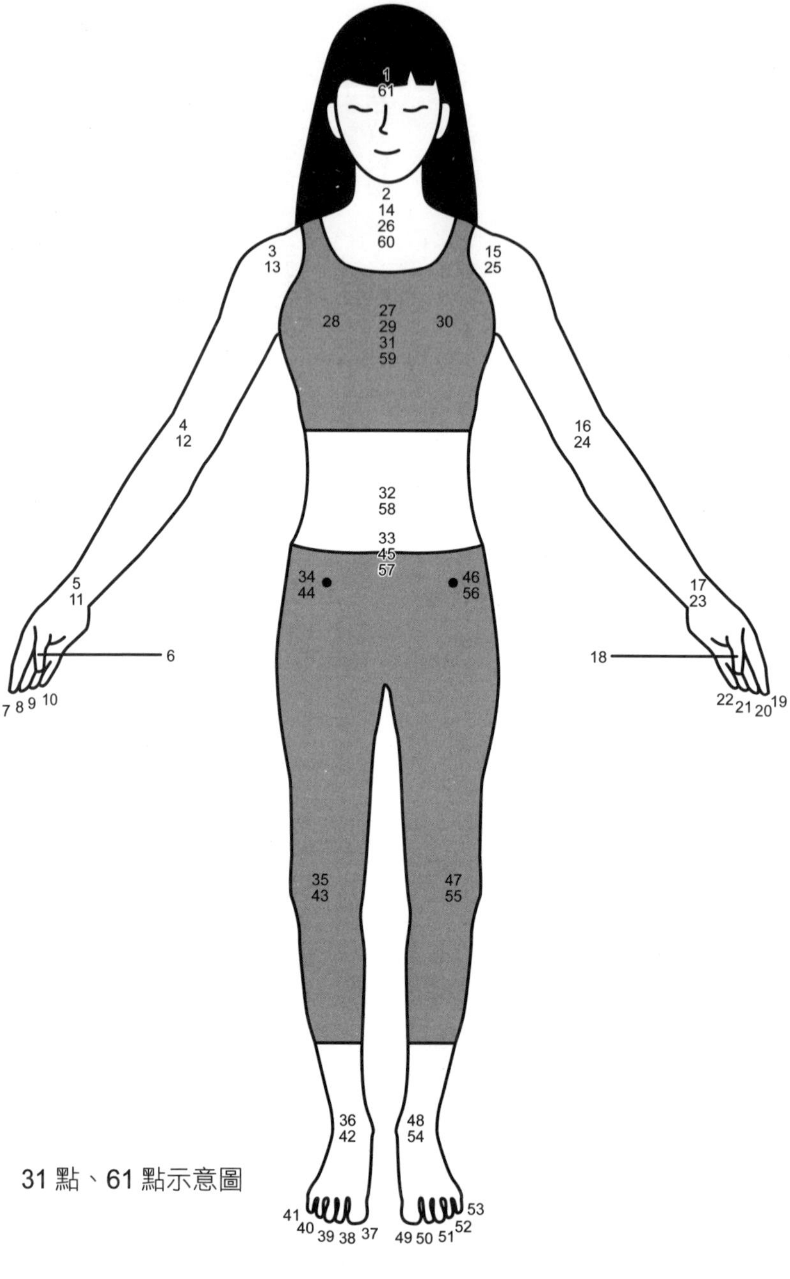

圖 18　31 點、61 點示意圖

輕將全身包圍，你在裡面非常安全，完全受到保護。

- 將你的覺知帶到呼吸上，感覺空氣在鼻腔的觸動，深深地吐氣、深深地吸氣，感覺全身都在呼吸。
- 將覺知帶到眉心輪（1），放鬆眉心輪。
- 將覺知帶到喉輪（2），放鬆喉輪。
- 將覺知帶到右肩關節的中心點（3），放鬆右肩關節的中心點。
- 將覺知帶到右手肘關節的中心點（4），放鬆右手肘關節的中心點。
- 將覺知帶到右手腕關節的中心點（5），放鬆右手腕關節的中心點。
- 將覺知帶到右手手指頭的指尖，依序放鬆右手手指頭的指尖，從右手大拇指指尖（6）、右手食指指尖（7）、右手中指指尖（8）、右手無名指指尖（9）到右手小指指尖（10）。
- 將覺知帶到右手腕關節的中心點（11），放鬆右手腕關節的中心點。
- 將覺知帶到右手肘關節的中心點（12），放鬆右手肘關節的中心點。
- 將覺知帶到右手肩關節的中心點（13），放鬆右手肩關節的中心點。
- 將覺知帶到喉輪的中心點（14），放鬆喉輪的中心點。
- 將覺知帶到左手肩關節的中心點（15），放鬆左手肩關節的中心點。

· 將覺知帶到左手肘關節的中心點（16），放鬆左手肘關節的中心點。
· 將覺知帶到左手腕關節的中心點（17），放鬆左手腕關節的中心點。
· 將覺知帶到左手手指頭的指尖，依序放鬆左手手指頭的指尖，從左手大拇指指尖（18）、左手食指指尖（19）、左手中指指尖（20）、左手無名指指尖（21），到左手小指指尖（22）。
· 將覺知帶到左手腕關節的中心點（23），放鬆左手腕關節的中心點。
· 將覺知帶到左手肘關節的中心點（24），放鬆左手肘關節的中心點。
· 將覺知帶到左手肩關節的中心點（25），放鬆左手肩關節的中心點。
· 將覺知帶到喉輪的中心點（26），放鬆喉輪的中心點。
· 將覺知帶到心輪的中心點（27），放鬆心輪的中心點。
· 將覺知帶到右邊胸部（右乳尖）的中心點（28），放鬆右邊胸部的中心點。
· 將覺知帶到心輪的中心點（29），放鬆心輪的中心點。
· 將覺知帶到左邊胸部（左乳尖）的中心點（30），放鬆左邊胸部的中心點。
· 將覺知帶到心輪的中心點（31），放鬆心輪的中心點。
· 將覺知帶到喉輪的中心點，放鬆喉輪的中心點。
· 將覺知帶到眉心輪的中心點，放鬆眉心輪的中心點。
· 試著感受剛剛走過的三十一個能量點，同時放鬆這三十一個能量點。

．保持在大休息式，繼續進行有覺知的全身呼吸，讓生命能量呼吸之流滋養全身每一個細胞。

．現在做一個意識的轉換，當你準備好的時候，輕輕地喚醒你的身體。

．輕輕地動動手指頭，輕輕地動動腳趾頭，輕輕地伸展全身。

．當你準備好的時候，將左手高舉過頭，慢慢地翻身到左側躺姿（見前頁的圖9）。

．將右手放在臀部上頭，再一次感覺完整的橫隔膜式呼吸。

．感覺用右鼻孔、右側身體呼吸，讓日、陽的能量帶領你做下一個階段的轉換。

．當你準備好，將右手輕輕地撐住地板，慢慢地起身，回到舒服的坐姿。

．再一次回到靜坐墊上，讓坐骨穩穩地在坐墊上扎根，腰部呈現自然的曲線，胸口打開，肩膀放鬆，下巴微微內縮，讓頭、頸、身體完全順位，呈一直線。

．當你準備好的時候，雙手合十來到胸前，一起用三聲「Om」，結束今天的練習，並想著：將練習的成果獻給我們的老師、家人、朋友及所有的眾生存有，不是我的、不是我的。

．結束練習。

61點放鬆練習

· 以大休息式躺下，雙手打開的寬度讓肩膀可以完全放鬆，雙腳打開的寬度讓髖關節可以平放在地板上，沒有壓力。閉上眼睛，打開內在的心眼，讓身體可以完全自在、完全放鬆。

· 最後一次調整大休息式的姿勢，同時輕輕下一個決心，在接下來的練習將保持覺知、靜定不動。

· 感覺身體所處的空間，感覺身體與地板接觸的面積，感覺身體在地板上的重量。輕輕地在身體周圍畫三道金色光芒，從左到右、從右到左、從上而下。這三道金色光圈輕輕將全身包圍，你在裡面非常安全，完全受到保護。

· 將你的覺知帶到呼吸上，感覺空氣在鼻腔的觸動，深深地吐氣、深深地吸氣，感覺全身都在呼吸。

· 將覺知帶到眉心輪（1），放鬆眉心輪。

· 將覺知帶到喉輪（2），放鬆喉輪。

· 將覺知帶到右肩關節的中心點（3），放鬆右肩關節的中心點。

・將覺知帶到右手肘關節的中心點（4），放鬆右手肘關節的中心點。
・將覺知帶到右手腕關節的中心點（5），放鬆右手腕關節的中心點。
・將覺知帶到右手手指頭的指尖，依序放鬆右手手指頭的指尖，從右手大拇指指尖（6）、右手食指指尖（7）、右手中指指尖（8）、右手無名指指尖（9），到右手小指指尖（10）。
・將覺知帶到右手腕關節的中心點（11），放鬆右手腕關節的中心點。
・將覺知帶到右手肘關節的中心點（12），放鬆右手肘關節的中心點。
・將覺知帶到右手肩關節的中心點（13），放鬆右手肩關節的中心點。
・將覺知帶到喉輪的中心點（14），放鬆喉輪的中心點。
・將覺知帶到左手肩關節的中心點（15），放鬆左手肩關節的中心點。
・將覺知帶到左手肘關節的中心點（16），放鬆左手肘關節的中心點。
・將覺知帶到左手腕關節的中心點（17），放鬆左手腕關節的中心點。
・將覺知帶到左手手指頭的指尖，依序放鬆左手手指頭的指尖，從左手大拇指指尖（18）、左手食指指尖（19）、左手中指指尖（20）、左手無名指指尖（21），到左手小指指尖（22）。
・將覺知帶到左手腕關節的中心點（23），放鬆左手腕關節的中心點。
・將覺知帶到左手肘關節的中心點（24），放鬆左手肘關節的中心點。
・將覺知帶到左手肩關節的中心點（25），放鬆左手肩關節的中心點。

・將覺知帶到喉輪的中心點（26），放鬆喉輪的中心點。
・將覺知帶到心輪的中心點（27），放鬆心輪的中心點。
・將覺知帶到右邊胸部（右乳尖）的中心點（28），放鬆右邊胸部的中心點。
・將覺知帶到心輪的中心點（29），放鬆心輪的中心點。
・將覺知帶到左邊胸部（左乳尖）的中心點（30），放鬆左邊胸部的中心點。
・將覺知帶到心輪的中心點（31），放鬆心輪的中心點。
・將覺知帶到臍輪的中心點（32），放鬆臍輪的中心點。
・將覺知帶到脊椎底部、會陰的中心點（33），放鬆會陰的中心點。
・將覺知帶到右腿髖關節的中心點（34），放鬆右腿髖關節的中心點。
・將覺知帶到右腿膝關節的中心點（35），放鬆右腿膝關節的中心點。
・將覺知帶到右腳踝關節的中心點（36），放鬆右腳踝關節的中心點。
・將覺知帶到右腳腳趾頭的趾尖，依序放鬆右腳腳趾頭的趾尖，從右腳大拇趾尖（37）、右腳第二腳趾尖（38）、右腳第三腳趾尖（39）、右腳第四腳趾尖（40），到右腳小趾尖（41）。
・將覺知帶到右腳踝關節的中心點（42），放鬆右腳踝關節的中心點。
・將覺知帶到右腿膝關節的中心點（43），放鬆右腿膝關節的中心點。
・將覺知帶到右腿髖關節的中心點（44），放鬆右腿髖關節的中心點。

· 將覺知帶到脊椎的底部、會陰的中心點（45），放鬆會陰的中心點。
· 將覺知帶到左腿髖關節的中心點（46），放鬆左腿髖關節的中心點。
· 將覺知帶到左腿膝關節的中心點（47），放鬆左腿膝關節的中心點。
· 將覺知帶到左腳踝關節的中心點（48），放鬆左腳踝關節的中心點。
· 將覺知帶到左腳腳趾頭的趾尖，依序放鬆左腳腳趾頭的趾尖，從左腳大拇趾尖（49）、左腳第二腳趾尖（50）、左腳第三腳趾尖（51）、左腳第四腳趾尖（52），到左腳小趾尖（53）。
· 將覺知帶到左腳踝關節的中心點（54），放鬆左腳踝關節的中心點。
· 將覺知帶到左腿膝關節的中心點（55），放鬆左腿膝關節的中心點。
· 將覺知帶到左腿髖關節的中心點（56），放鬆左腿髖關節的中心點。
· 將覺知帶到脊椎底部、會陰的中心點（57），放鬆會陰的中心點。
· 將覺知帶到臍輪的中心點（58），放鬆臍輪的中心點。
· 將覺知帶到心輪的中心點（59），放鬆心輪的中心點。
· 將覺知帶到喉輪的中心點（60），放鬆喉輪的中心點。
· 將覺知帶到眉心輪的中心點（61），放鬆眉心輪的中心點。
· 試著感受剛剛走過的六十一個能量點，同時放鬆這六十一個能量點。

・保持在大休息式，繼續進行有覺知的全身呼吸，讓生命能量呼吸之流滋養全身每一個細胞。

・現在做一個意識的轉換，當你準備好的時候，輕輕地喚醒你的身體。

・輕輕地動動手指頭，輕輕地動動腳趾頭，輕輕地伸展全身。

・當你準備好的時候，將左手高舉過頭，慢慢地翻身到左側躺姿（見前頁的圖9）。

・將右手放在臀部上頭，再一次感覺完整的橫隔膜式呼吸。

・感覺用右鼻孔、右側身體呼吸，讓日、陽的能量帶領你做下一個階段的轉換。

・當你準備好，將右手輕輕地撐住地板，慢慢地起身，回到舒服的坐姿。

・再一次回到靜坐墊上，讓坐骨穩穩地在坐墊上扎根，腰部呈現自然的曲線，胸口打開，肩膀放鬆，下巴微微內縮，讓頭、頸、身體完全順位，呈一直線。

・當你準備好的時候，雙手合十來到胸前，一起用三聲「Om」，結束今天的練習，並想著：將練習的成果獻給我們的老師、家人、朋友及所有的眾生存有，不是我的、不是我的。

・結束練習。

31點、61點的白色／藍色星光點的練習

．以大休息式躺下，雙手打開的寬度讓肩膀可以完全放鬆，雙腳打開的寬度讓髖關節可以平放在地板上，沒有壓力。閉上眼睛，打開內在的心眼，讓身體可以完全自在、完全放鬆。

．最後一次調整大休息式的姿勢，同時輕輕下一個決心，在接下來的練習將保持覺知、靜定不動。

．感覺身體所處的空間，感覺身體與地板接觸的面積，感覺身體在地板上的重量。輕輕地在身體周圍畫三道金色光芒，從左到右、從右到左、從上而下。這三道金色光圈輕輕將全身包圍，你在裡面非常安全，完全受到保護。

．將你的覺知帶到呼吸上，感覺空氣在鼻腔的觸動，深深地吐氣、深深地吸氣，感覺全身都在呼吸。

．將覺知帶到眉心輪，觀想、感覺或邀請白色／藍色星光點在你的眉心輪，隨著呼吸閃耀著。

．將覺知帶到喉輪，觀想、感覺或邀請白色／藍色星光點在喉輪，隨著呼吸閃耀著。

- 將覺知帶到右肩關節的中心點，觀想、感覺或邀請白色／藍色星光點在右肩關節的中心點，隨著呼吸閃耀著。
- 將覺知帶到右手肘關節的中心點，觀想、感覺或邀請白色／藍色星光點在右手肘關節的中心點，隨著呼吸閃耀著。
- 將覺知帶到右手腕關節的中心點，觀想、感覺或邀請白色／藍色星光點在右手腕關節的中心點，隨著呼吸閃耀著。
- 將覺知帶到右手手指頭的指尖，觀想、感覺或邀請白色／藍色星光點在右手手指頭的指尖，隨著呼吸閃耀著，從右手大拇指指尖、右手食指指尖、右手中指指尖、右手無名指指尖，到右手小指指尖。
- 將覺知帶到右手腕關節的中心點，觀想、感覺或邀請白色／藍色星光點，在右手腕關節的中心點，隨著呼吸閃耀著。
- 將覺知帶到右手肘關節的中心點，觀想、感覺或邀請白色／藍色星光點在右手肘關節的中心點。隨著呼吸閃耀著。
- 將覺知帶到右手肩關節的中心點，觀想、感覺或邀請白色／藍色星光點在右手肩關節的中心點，隨著呼吸閃耀著。
- 將覺知帶到喉輪的中心點，觀想、感覺或邀請白色／藍色星光點在喉輪的中心點，隨著呼吸閃耀著。

- 將覺知帶到左手肩關節的中心點，觀想、感覺或邀請白色／藍色星光點在左手肩關節的中心點，隨著呼吸閃耀著。
- 將覺知帶到左手肘關節的中心點，觀想、感覺或邀請白色／藍色星光點在左手肘關節的中心點，隨著呼吸閃耀著。
- 將覺知帶到左手腕關節的中心點，觀想、感覺或邀請白色／藍色星光點在左手腕關節的中心點，隨著呼吸閃耀著。
- 將覺知帶到左手手指頭的指尖，觀想、感覺或邀請白色／藍色星光點在左手手指頭的指尖，隨著呼吸閃耀著，從左手大拇指指尖、左手食指指尖、左手中指指尖、左手無名指指尖，到左手小指指尖。
- 將覺知帶到左手腕關節的中心點，觀想、感覺或邀請白色／藍色星光點在左手腕關節的中心點，隨著呼吸閃耀著。
- 將覺知帶到左手肘關節的中心點，觀想、感覺或邀請白色／藍色星光點在左手肘關節的中心點，隨著呼吸閃耀著。
- 將覺知帶到左手肩關節的中心點，觀想、感覺或邀請白色／藍色星光點在手肩關節的中心點，隨著呼吸閃耀著。

・將覺知帶到喉輪的中心點，觀想、感覺或邀請白色／藍色星光點在喉輪的中心點，隨著呼吸閃耀著。

・將覺知帶到心輪的中心點，觀想、感覺或邀請白色／藍色星光點在心輪的中心點，隨著呼吸閃耀著。

・將覺知帶到臍輪的中心點，觀想、感覺或邀請，白色／藍色星光點在臍輪的中心點，隨著呼吸閃耀著。

・將覺知帶到會陰的中心點，觀想、感覺或邀請白色／藍色星光點在脊椎的底部、會陰的中心點，隨著呼吸閃耀著。

・將覺知帶到右腿髖關節的中心點，觀想、感覺或邀請白色／藍色星光點在右腿髖關節的中心點，隨著呼吸閃耀著。

・將覺知帶到右腿膝關節的中心點，觀想、感覺或邀請白色／藍色星光點在右腿膝關節的中心點，隨著呼吸閃耀著。

・將覺知帶到右腳踝關節的中心點，觀想、感覺或邀請白色／藍色星光點在右腳踝關節的中心點，隨著呼吸閃耀著。

・將覺知帶到右腳腳趾頭的指尖，觀想、感覺或邀請白色／藍色星光點在右腳腳趾頭的指尖，隨著呼吸閃耀著，從右腳大拇趾尖、右腳第二腳趾尖、右腳第三腳趾尖、右腳第四腳趾尖，到右腳小趾尖。

・將覺知帶到右腳踝關節的中心點，觀想、感覺或邀請白色／藍色星光點在右腳踝關節的中心點，隨著呼吸閃耀著。

・將覺知帶到右腿膝關節的中心點，觀想、感覺或邀請白色／藍色星光點在右腿膝關節的中心點，隨著呼吸閃耀著。

・將覺知帶到右腿髖關節的中心點，觀想、感覺或邀請白色／藍色星光點在右腿髖關節的中心點，隨著呼吸閃耀著。

・將覺知帶到脊椎的底部、會陰的中心點，觀想、感覺或邀請白色／藍色星光點在會陰的中心點，隨著呼吸閃耀著。

・將覺知帶到左腿髖關節的中心點，觀想、感覺或邀請白色／藍色星光點在左腿髖關節的中心點，隨著呼吸閃耀著。

・將覺知帶到左腿膝關節的中心點，觀想、感覺或邀請白色／藍色星光點在左腿膝關節的中心點，隨著呼吸閃耀著。

・將覺知帶到左腳踝關節的中心點，觀想、感覺或邀請白色／藍色星光點在左腳踝關節的中心點，隨著呼吸閃耀著。

・將覺知帶到左腳腳趾頭的指尖，觀想、感覺或邀請白色／藍色星光點在左腳腳趾頭的指尖，依序隨著呼吸閃耀著，從左腳大拇趾尖、左腳第二腳趾尖、左腳第三腳趾尖、左腳第四腳趾尖，到左腳小趾尖。

・將覺知帶到左腳踝關節的中心點，觀想、感覺或邀請白色／藍色星光點在左腳踝關節的中心點，隨著呼吸閃耀著。

・將覺知帶到左腿膝關節的中心點，觀想、感覺或邀請白色／藍色星光點在左腿膝關節的中心點，隨著呼吸閃耀著。

・將覺知帶到左腿髖關節的中心點，觀想、感覺或邀請白色／藍色星光點在左腿髖關節的中心點，隨著呼吸閃耀著。

・將覺知帶到脊椎底部、會陰的中心點，觀想、感覺或邀請白色／藍色星光點在會陰的中心點，隨著呼吸閃耀著。

・將覺知帶到臍輪的中心點，觀想、感覺或邀請白色／藍色星光點在臍輪的中心點，隨著呼吸閃耀著。

・將覺知帶到心輪的中心點，觀想、感覺或邀請白色／藍色星光點在心輪的中心點，隨著呼吸閃耀著。

・將覺知帶到喉輪的中心點，觀想、感覺或邀請白色／藍色星光點在喉輪的中心點，隨著呼吸閃耀著。

- 將覺知帶到眉心輪的中心點，觀想、感覺或邀請白色／藍色星光點在眉心輪的中心點，隨著呼吸閃耀著。
- 現在觀想或感覺剛剛走過的全身六十一個白色／藍色星光點同時亮起，在全身上下閃閃發光，試著點點分明地感受全身上下六十一個能量點。
- 六十一個白色／藍色星光點由點到線到面，不斷往外擴張、往外擴張，直到全身成為一個閃閃發光的星光體。
- 全身閃閃發光的星光體繼續往外擴張、再往外擴張，直到和宇宙永恆的光合而為一。
- 感受宇宙永恆的光，憶起無條件的無私之愛。
- 那是生命的源頭，也是生命的回歸之處，那是全然的圓滿，也是全然的空。
- 那是你的高我、你的自性、你的本來，一直都在，從未消失，從未離開。
- 帶著那宇宙永恆的光與無私之愛的覺知，慢慢將宇宙永恆的光往內收攝、收攝、再收攝，直到回復成為全身閃閃發光的星光體。
- 全身閃閃發光的星光體持續往內收攝、收攝、再收攝，從面、到線，再回到六十一個全身上下閃閃發光的白色／藍色星光體。
- 六十一個白色／藍色星光點再繼續往內收攝、收攝、再收攝，直到成為一個單一的明點（Bindu），回到眉心輪，進入頭顱深處。

・那是宇宙永恆的光，是無條件的無私之愛，那是生命的源頭，也是生命的回歸之處，那是全然的圓滿，也是全然的空。
・那是你的高我、你的自性、你的本來，一直都在，從未消失，從未離開。
・保持對明點的覺知，感受、覺察、歇息。
・保持在大休息式，繼續進行有覺知的全身呼吸，讓生命能量呼吸之流滋養全身每一個細胞。
・現在做一個意識的轉換，當你準備好的時候，輕輕地喚醒你的身體。
・輕輕地動動手指頭，輕輕地動動腳趾頭，輕輕地伸展全身。
・當你準備好的時候，將左手高舉過頭，慢慢地翻身到左側躺姿（見前頁的圖9）。
・將右手放在臀部上頭，再一次感覺完整的橫隔膜式呼吸。
・感覺用右鼻孔、右側身體呼吸，讓日、陽的能量帶領你做下一個階段的轉換。
・當你準備好，將右手輕輕地撐住地板，慢慢地起身，回到舒服的坐姿。
・再一次回到靜坐墊上，讓坐骨穩穩地在坐墊上扎根，腰部呈現自然的曲線，胸口打開，肩膀放鬆，下巴微微內縮，讓頭、頸、身體完全順位，呈一直線。
・當你準備好的時候，雙手合十來到胸前，一起用三聲「Om」，結束今天的練習，並想著：將練習的成果獻給我們的老師、家人、朋友及所有的眾生存有，不是我的、不是我的。

・結束練習。

☼ 四個意識中心點的穿越

瑜伽睡眠要經歷並穿越醒境、夢境、眠境三個意識狀態，最後再進入第四個意識狀態「圖瑞亞」。根據斯瓦米拉瑪的教導，這四個意識狀態彼此之間還有中間的境地，介於清醒和做夢之間的意識狀態叫做「空心境」（unmani），在做夢和深眠之間的意識狀態叫做「生樂靜」（ālādinī），在深眠和圖瑞亞中間的意識狀態叫做「三摩地」（samādhi）。真正的瑜伽睡眠只發生在心竅（心的洞穴）這個階段中，不過，在心的洞穴階段中，不要停留超過十分鐘，否則容易陷入昏沉與空無中。

練習流程

・以大休息式躺下，雙手打開的寬度讓肩膀可以完全放鬆，雙腳打開的寬度讓髖關節可以平放在地板上，沒有壓力。閉上眼睛，打開內在的心眼，讓身體可以完全自在、完全放鬆。

· 最後一次調整大休息式的姿勢，同時輕輕下一個決心，在接下來的練習將保持覺知、靜定不動。

· 感覺身體所處的空間，感覺身體與地板接觸的面積，感覺身體在地板上的重量。輕輕地在身體周圍畫三道金色光芒，從左到右、從右到左、從上而下。這三道金色光圈輕輕將全身包圍，你在裡面非常安全，完全受到保護。

· 將你的覺知帶到呼吸上，感覺空氣在鼻腔的觸動，深深地吐氣、深深地吸氣，感覺全身都在呼吸。

· 呼吸如浪潮般，從頭到腳，從腳到頭淨化洗滌全身。

· 大休息式是一個全然放鬆、全然放下、全然臣服的姿勢。在大休息式裡，我們理解生命本是圓滿；在大休息式裡，我們理解所有的一切都是最好的安排。

· 深深地吐氣，深深地吸氣，感覺全身都在呼吸。

· 將覺知帶到**眉心輪**，讓生命能量呼吸之流在眉心輪自由流動。（眉心輪代表清醒的意識狀態。在清醒的意識狀態中，透過七大工具、十九個通道、五種氣和四個心的作用，維持每日正常的生活運作，然而，醒境所有的起心動念、所有行動的選擇，都會積累成為業果，造就現在的你我。）

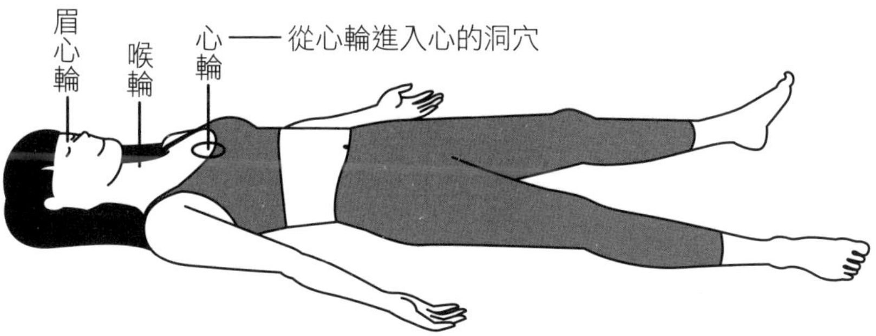

圖 19　四個意識中心點

・保持全然的覺知、全然的臨在，讓你的生命能量呼吸之流在眉心輪自由流動五次，安住在眉心輪、清醒的意識狀態中。

・下一個吐氣，穿越清醒的意識狀態，將覺知帶到**喉輪**（即夢境），深深的吐氣、深深的吸氣。（喉輪代表做夢的意識狀態，在做夢的意識狀態中，和醒境相同，七大工具、十九個通道、五種氣和四個心的作用依然活躍著，只是夢境比醒境更為細微，所有在清醒意識狀態中無法被滿足的渴望與渴求，都有機會在夢中被實現、被圓滿、被淨化、被放下。）

・保持全然的覺知，全然的臨在。

・讓生命能量呼吸之流在喉輪自由流動五次，安住在喉輪，即做夢的意識狀態中。

・下一個吐氣，穿越做夢的意識狀態，將覺知帶到**心輪**（即眠境），深深的吐氣、深深的吸氣（心輪代表深眠的意識狀態，在深眠的意識狀態中，所有心及感官的作用悄然止息。在這裡，眠者進入全宇宙的圖書館，獲得豐盛的創意靈感，以及全然的休息療癒，全然的喜悅自在。）

- 保持全然的覺知、全然的臨在。
- 讓生命能量呼吸之流在心輪自由流動五次，安住在心輪（深眠的意識狀態）中。
- 接著，觀想或感覺在心輪的中心點有一個心竅（心的洞穴），當你準備好，就可以進入心的洞穴。
- 心的洞穴裡沒有亮光、沒有聲音，那濃得化不開的黑如夏夜澄澈的夜空。
- 沒有念頭、沒有咒語，只有全然的覺知、全然的存有，以及全然的靜定與靜默。
- 瑜伽士的覺性在這裡甦醒，如同黑夜中展翅翱翔的夜鳥，窺破物質世界幻象，個體靈與梵合而為一，得證終極實相。
- 在心的洞穴中保持全然的覺知、全然的臨在、全然的存有。
- 十分鐘後，讓個人咒語或宇宙的第一個聲音「Om」，慢慢地從心的洞穴中升起，跟隨著你的個人咒語或宇宙第一個聲音「Om」，慢慢地離開心的洞穴。
- 保持在大休息式，繼續進行有覺知的全身呼吸，讓生命能量呼吸之流滋養全身每一個細胞。

・現在做一個意識的轉換，當你準備好的時候，輕輕地喚醒你的身體。
・輕輕地動動手指頭，輕輕地動動腳趾頭，輕輕地伸展全身。
・當你準備好的時候，將左手高舉過頭，慢慢地翻身到左側躺姿（見前頁的圖9）。
・將右手放在臀部上頭，再一次感覺完整的橫隔膜式呼吸。
・感覺用右鼻孔、右側身體呼吸，讓日、陽的能量帶領你做下一個階段的轉換。
・當你準備好，將右手輕輕地撐住地板，慢慢地起身，回到舒服的坐姿。
・再一次回到靜坐墊上，讓坐骨穩穩地在坐墊上扎根，腰部呈現自然的曲線，胸口打開，肩膀放鬆，下巴微微內縮，讓頭、頸、身體完全順位，呈一直線。
・當你準備好的時候，雙手合十來到胸前，一起用三聲「Om」，結束今天的練習，並想著：將練習的成果獻給我們的老師、家人、朋友及所有的眾生存有，不是我的、不是我的。
・結束練習。

☀ 嗡字功法

嗡字功法（Om Kriya）是斯瓦米拉瑪傳授的練習法，不但有療癒身心（例如改善失眠、增加記憶）的效果，更可以深化專注和冥想。對瑜伽睡眠的練習者來說，嗡字功法可以引領練習者的生命能量之流（Prana）連結宇宙能量之池。如果熟練嗡字功法，練習瑜伽睡眠就會容易許多，更可以進入介於第三意識狀態「深眠」與第四意識狀態「圖瑞亞」之間的深層喜樂境地。

練習嗡字功法有幾個訣竅，通常在進行系統性放鬆法時，都是從頭到腳，再從腳到頭循序放鬆，嗡字功法則是唯一一個搭配由腳到頭，再從頭到腳，來進行系統性放鬆練習。另外，在練習嗡字功法時，呼與吸必須以等比例長度進行練習，初學者可以吐氣一、吸氣一的等比長度（例如吐氣數到四，吸氣數到四），再慢慢進階到吐氣二、吸氣一的等比長度（例如吐氣數到八，吸氣數到四）。

嗡字功法讓心念與呼吸合一之流搭配宇宙第一個音聲，第一個咒語「Om」進行練習。從吐氣開始，只有第一個吐氣，是從鼻孔之間的鼻梁和人中頂點交會處往上到頭頂，接著往下去到兩腳腳跟中間的位置（如果呼氣還沒有練習得足夠長的話，可以先到海底輪）。之後，吐氣和吸氣都是從頭頂開始，隨著練習時間的長度和熟練度，看吐氣的呼吸之流可以到多遠就到多遠，從海底輪、兩腳跟中間、遠處的一個點、澄澈的藍天，到宇宙最遠之處。吐氣時，感覺清空整個身體，全然的臣服、放下。

然後，再從最遠的那一點吸氣，慢慢把能量之流帶回來。吸氣是來自宇宙的能量填滿你的身心靈，最後一個吸氣也是回到兩鼻孔間鼻梁和人中頂點交會的那一點。接著，進行中脈

（眉心和人中頂點）之間的細微呼吸覺知。

練習流程

· 以大休息式躺下，雙手打開的寬度讓肩膀可以完全放鬆，雙腳打開的寬度讓髖關節可以平放在地板上，沒有壓力。閉上眼睛，打開內在的心眼，讓身體可以完全自在、完全放鬆。

· 最後一次調整大休息式的姿勢，同時輕輕下一個決心，在接下來的練習將保持覺知、靜定不動。

· 感覺身體所處的空間，感覺身體與地板接觸的面積，感覺身體在地板上的重量。輕輕地在身體周圍畫三道金色光芒，從左到右、從右到左、從上而下。這三道金色光圈輕輕將全身包圍，你在裡面非常安全，完全受到保護。

· 將你的覺知帶到呼吸上，感覺空氣在鼻腔的觸動，深深地吐氣、深深地吸氣，感覺全身都在呼吸（以下放鬆順序參見圖20）。

· 將你的覺知帶到腳趾尖，放鬆腳趾尖，感覺呼吸之流在腳趾尖來回流動。

· 將覺知放在腳趾尖，從腳趾尖往上放鬆腳趾頭、腳掌、腳踝、小腿、膝蓋、大腿，兩

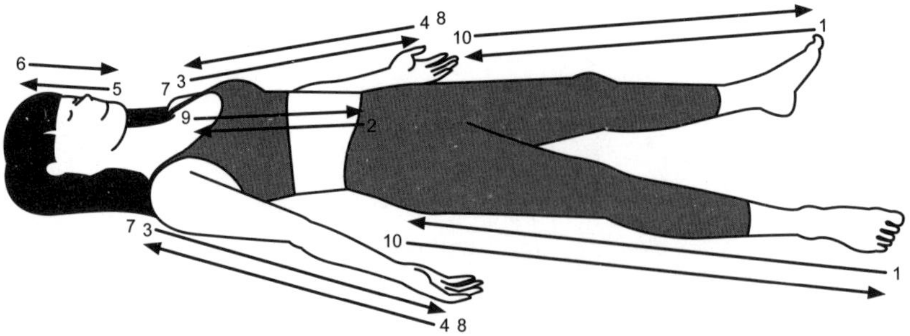

圖 20　嗡字功法放鬆順序示意圖
（此順序僅供記憶參考，放鬆過程應是流暢的。）

條腿完全放鬆。

・放鬆下腹部，放鬆肚臍中心點和腹部所有的器官與肌肉，感覺腹部輕微地起伏律動。吸氣時，腹部如氣球般輕微擴張；吐氣時，腹部自然地收縮下沉，放鬆、放鬆、再放鬆。

・放鬆胃部、放鬆胸口、心輪中心點，放鬆喉輪中心點。

・放鬆肩膀，再從肩膀往下放鬆上臂、手肘、前臂、手腕、手掌、手指頭、手指尖。

・將覺知帶到手指尖，感覺深沉放鬆的呼吸之流在手指尖來回流動。

・將覺知再從手指尖一路往上，放鬆手指頭、手掌、手腕、前臂、手肘、上臂、肩關節，再一次完全放鬆。

・放鬆肩膀、頸部。

・放鬆下巴、嘴巴和嘴角周圍所有的肌肉。

・放鬆牙根、兩顎關節、兩頰。

・放鬆鼻子、眼睛、眼角周圍所有的肌肉。

・放鬆眉毛、放鬆額頭，放鬆、放鬆、再放鬆，在這裡舒適自在地停留幾個呼吸。

‧將覺知帶到額頭，放鬆額頭。

‧放鬆眉毛、眼睛、睫毛、眼角周圍所有的肌肉。

‧放鬆鼻子、鼻腔。

‧放鬆兩頰、顎關節、牙根。

‧放鬆嘴巴、嘴角周圍所有的肌肉。

‧放鬆下巴，放鬆脖子、肩膀。

‧再從肩關節一路往下，放鬆上臂、手肘、前臂、手腕、手掌、手指頭、手指尖。

‧將覺知帶到手指尖，感覺深沉放鬆的呼吸之流在手指尖來回流動。

‧將覺知再從手指尖一路往上，放鬆手指頭、手掌、手腕、前臂、手肘、上臂肩膀，再一次完全放鬆。

‧放鬆喉輪中心，放鬆胸腔，放鬆心輪中心，感受幾個深沉的呼吸。

‧放鬆胃部，放鬆肚臍中心點和腹部所有的器官與肌肉。

‧當你呼吸時，再一次感覺腹部輕微的起伏律動。

‧放鬆下腹部、骨盆腔、髖關節。

‧放鬆大腿、膝蓋、小腿、腳踝、腳掌、腳趾頭、腳趾尖。

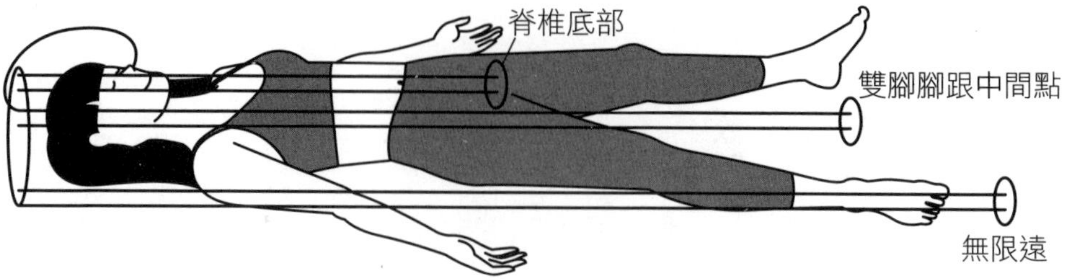

圖 21　嗡字功法呼吸流程示意圖

· 讓你的呼吸之流從頭到腳、從腳到頭，來回深沉地流動，感覺全身都在呼吸。
· 自然地呼吸，將覺知帶到橫隔膜，進行自然的橫隔膜式呼吸。
· 感覺自然平順地呼吸，不用力、不費勁。
· 將覺知帶到呼吸的長度，在心中默默數息。
· 可以使用一比一或二比一的呼吸長度比例。在二比一的呼吸比例中，吐氣的長度會比吸氣的長度長一倍。
· 覺知自在舒適的呼吸比例長度。
· 保持建立好的呼吸比例，將覺知帶到人中頂點與鼻梁下方交會的這一點，繼續等比例的呼吸（以下呼吸流程參考圖21）。
· 下一個吐氣，從人中頂點與鼻梁交會這一點，往上沿著頭顱來到頭頂中央，進入顱腔後，沿著脊椎中柱來到脊椎的底部。
· 接著吸氣，呼吸之間沒有停頓，從脊椎的底部，再沿著脊椎中柱回到頭頂。
· 保持呼吸比例，持續呼吸在頭頂和脊椎底部兩點來回流動。感受呼吸通過整個脊椎，心跟著呼吸之流流動。

- 吐氣從上往下，呼吸不停頓、不止息；接著，吸氣從下往上，保持建立的呼吸比例，讓呼吸之流在頭頂和脊椎底部兩點來回流動。
- 現在讓「Om」從心中慢慢升起，跟著呼吸之流默誦「Om」。
- 在心中默誦「Om」，讓O音來到一半「O——」，接著，M音來到一半「M——」，然後進入無聲之聲，進入靜默後，再往回流動。
- 現在心帶著覺知，引領著呼吸來到雙腳腳跟中間的那一點，生命能量（Prana）也跟隨。
- 讓呼吸和生命能量之流在頭頂及雙腳腳跟中間的那一點來回自由流動。
- 如果你是使用**二比一呼吸比例**的練習者，下一個吐氣時，感受生命能量呼吸之流超越雙腳腳跟中間那一點，飛出窗外、室外，來到遠方或宇宙的某一點，接著，從遠方或宇宙的那一點，循著原路線回到雙腳腳跟中間那一點，沿著脊椎回到頭頂。
- 如果是使用**一比一呼吸比例**的練習者，可以先停留在頭頂與雙腳腳跟兩點之間來回流動。
- 讓你的呼吸來回自由流動，呼吸之間沒有停頓，讓呼吸自由飛到空中，甚至宇宙，心、呼吸及生命能量合一之流來到空中、宇宙。
- 呼吸之間沒有停頓，觀察每一個「Om」與「Om」之間的靜默。

· 吐氣時，感受將身體所有的緊繃都釋放，感覺將身心不需要的一切全都排淨，讓生命能量引領你進入空。

· 吸氣時，感受吸入宇宙能量，滋養、充盈你整個存在。

· 可以不斷延伸距離，延展那一點，看看能到多遠就到多遠，保持呼吸等比例長度，不中斷地從最遠那一點經過脊椎中柱回到頭頂，來回自由流動。

· 吐氣，清空、淨化一切所不需要的。

· 吸氣，填滿、充盈所有生命能量。

· 現在將最遠的那一點，慢慢回到雙腳腳跟中間的那一點。

· 從雙腳腳跟中間那一點，再沿著脊椎中柱回到頭頂，讓生命能量的呼吸之流持續在雙腳腳跟中間那一點和頭頂，來回自由流動。

· 現在在最後一個吸氣，從雙腳腳跟中間那一點，沿著脊椎往上到頭頂後，沿著頭顱前方，回到人中頂點與鼻梁交會的那一點。

· 繼續觀察細微的生命能量呼吸之流在眉心和人中頂點（人中和鼻梁的交會點）這兩點之間來回流動，繼續保持等比例長度的呼吸之流。

· 覺知呼吸在上中脈的眉心和人中頂點這兩點間來回流動。

· 放下、放鬆，身體感覺似乎漂浮在空中。

- 生命呼吸之流變得非常細微、精細。
- 慢慢回到自然的呼吸，保持自然的橫隔膜式呼吸，就只是歇息。
- 保持在大休息式，繼續進行有覺知的全身呼吸，讓生命能量呼吸之流滋養全身每一個細胞。
- 現在做一個意識的轉換，當你準備好的時候，輕輕地喚醒你的身體。
- 輕輕地動動手指頭，輕輕地動動腳趾頭，輕輕地伸展全身。
- 當你準備好的時候，將左手高舉過頭，慢慢地翻身到左側躺姿（見前頁的圖9）。
- 將右手放在臀部上頭，再一次感覺完整的橫隔膜式呼吸。
- 感覺用右鼻孔、右側身體呼吸，讓日、陽的能量帶領你做下一個階段的轉換。
- 當你準備好，將右手輕輕地撐住地板，慢慢地起身，回到舒服的坐姿。
- 再一次回到靜坐墊上，讓坐骨穩穩地在坐墊上扎根，腰部呈現自然的曲線，胸口打開，肩膀放鬆，下巴微微內縮，讓頭、頸、身體完全順位，呈一直線。
- 當你準備好的時候，雙手合十來到胸前，一起用三聲「Om」，結束今天的練習，並想著：將練習的成果獻給我們的老師、家人、朋友及所有的眾生存有，不是我的、不是我的。

‧結束練習。

☀ 五大元素淨化法

每一個人內在都本具圓滿的自性，那純淨自性有三個特質：第一，祂會反射任何來到祂面前的事物；祂就像一個澄澈透明的水晶，反射所有的事物。第二，因為祂會反射所有事物，因此當祂反射不潔淨的事物時，就誤以為自己是不潔淨的，但其實祂純淨無瑕的本質並沒有受到任何影響。第三，這個內在本具圓滿的自性，必須不斷地被提醒。

《曼都基亞奧義書》中提到，每一個人的「我」是由會毀朽且成住壞空的自我（小我）、半朽的潛意識（個體靈），以及最純粹且永恆不朽的大我（阿特曼）這三個部分所組成。人們總認為身體就是全部的我，忽略了內在中由意識大海的一滴所變成的半朽之個體靈與潛意識，更遑論要與那永恆不朽之宇宙意識的源頭合而為一了。

五大元素——地、水、火、風、空——是一切物質顯化的基礎，也是印度阿育吠陀醫學的重要依據，與瑜伽睡眠練習相輔相成。透過五大元素淨化練習，能加深瑜伽睡眠意識的擴展與穿越。每個元素都具有物質與靈性層面的意涵。

五大元素淨化法，是透過五大元素對應每一個脈輪的咒語音聲與頻率，提醒我們循著物質顯化的路徑，回到潔淨的本性、自性、阿特曼。

・五大元素對應的脈輪及種子咒語：

元素	脈輪	種子咒語
地元素	海底輪	Lam
水元素	生殖輪	Vam
火元素	臍輪	Ram
風元素	心輪	Yam
空元素	喉輪	Ham

練習流程

・採取舒服的坐姿，讓坐骨穩穩地在坐墊上扎根，腰部呈現自然的曲線，胸口打開、肩膀放鬆，下巴微微內縮，讓頭、頸、身體呈一直線，完全順位。

・將心從所有的時空帶回來，沒有過去的記憶，沒有未來的期待，只有現在、當下、此時、此地。

・將心及感官收攝回來，就像烏龜縮起了牠的四肢和頭部，全然地內攝。

・感覺坐骨、雙腳與地板接觸的面積，這是你練習的基底、重要的基礎。

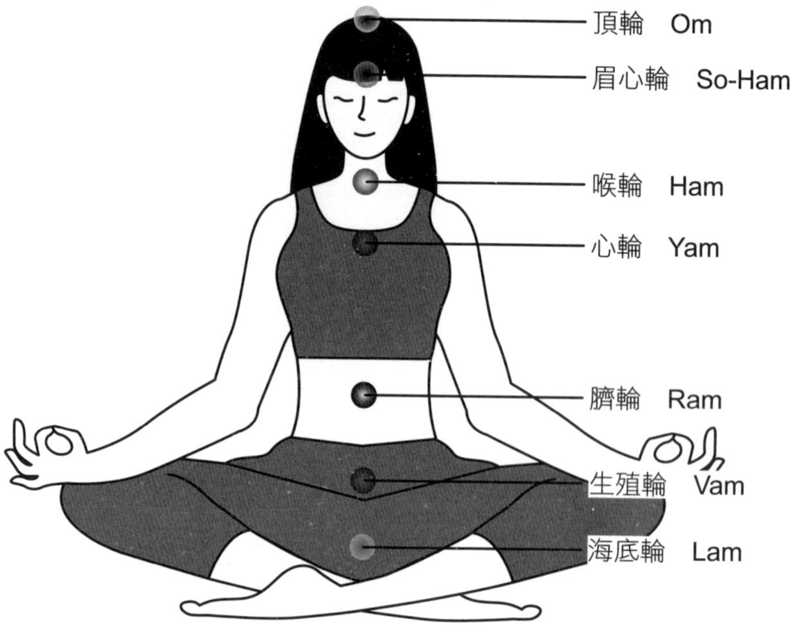

圖 22 脈輪位置與種子咒語

・在這裡下一個決心，讓你的坐姿靜定、穩若磐石。

・感覺身體所處的空間，感覺身體與地板接觸的面積，感覺身體在地板上的重量。輕輕地在身體周圍畫三道金色光芒，從左到右、從右到左、從上而下。這三道金色光圈輕輕將全身包圍，你在裡面非常安全，完全受到保護。

・將你的覺知帶到光與振動的生命能量呼吸之流「So（吸氣，發音為搜）－Ham（吐氣，發音為瀚）」，在脊椎的底部、會陰的中心點，與昆達里尼這股中脈能量之流合而為一。

・這股光與火、日與月、陰和陽合一的

生命能量之流，在頭頂和脊椎底部兩點之間來回流動。吐氣，從頭頂沿著脊椎中柱來到會陰的中心點；吸氣，從會陰的中心點往上回到頭頂。

・這股帶著光與振動頻率的生命能量呼吸之流，從無限流向無限。

・現在，讓這股生命能量之流，來到脊椎的底部——海底輪（代表地元素，象徵穩固、安全，但地元素失衡的話，也容易陷入執著與固執）。

・將覺知帶到海底輪（地元素），那來自光與覺性的振動頻率成為一個音聲、一個咒語，象徵海底輪、地元素的種子咒語是「Lam」。

・在心中不斷持誦「Lam」，讓「Lam」在海底輪（脊椎的底部）持續高頻地振動著。（透過海底輪的種子咒語「Lam」，淨化及平衡所有顯化在我們身心人格特質中的地元素。）

・下一個吸氣，伴隨著這一股往上的生命能量之流，地消融於水，來到生殖輪（代表水元素，有著透明、接納、沒有分別心的特質，但水元素失衡的話，也容易造成氾濫與毀壞）。

・將覺知帶到生殖輪（水元素），那來自光與覺性的振動頻率成為一個音聲、一個咒語，象徵生殖輪（水元素）的種子咒語是「Vam」。

・在心中不斷持誦「Vam」，讓「Vam」在生殖輪持續高頻地振動著。（透過生殖輪的種子咒語「Vam」，淨化、平衡所有顯化在我們身心人格特質中的水元素。）

・下一個吸氣，伴隨著這一股往上的生命能量之流，地消融於水、水消融火，來到臍輪（代表火元素，是唯一能改變物質形態的元素，象徵著光與熱、行動力、熱情、轉化的特質，但火元素失衡的話，也容易造成急躁、破壞）。

・將覺知帶到臍輪（火元素），那來自光與覺性的振動頻率成為一個音聲、一個咒語，象徵臍輪（火元素）的種子咒語是「Ram」。

・在心中不斷持誦「Ram」，讓「Ram」在臍輪（肚臍的中心點）持續高頻地振動著。（透過臍輪的種子咒語「Ram」，淨化、平衡所有顯化在我們身心人格特質中的火元素。）

・下一個吸氣，伴隨著這一股往上的生命能量之流，地消融於水、水消融火，火消融於風，來到心輪（代表風元素，象徵著如空氣般輕盈、如空氣般容易移動的特質，但風元素失衡的話，也容易造成異變與不穩定）。

・將覺知帶到心輪（風元素），那來自光與覺性的振動頻率成為一個音聲、一個咒語，象徵心輪（風元素）的種子咒語是「Yam」。

・在心中不斷持誦「Yam」，讓「Yam」在心輪（心的中心點）持續高頻地振動著。（透過心輪的種子咒語「Yam」，淨化、平衡所有顯化在我們身心人格特質中的風元素。）

・下一個吸氣，伴隨著這一股往上的生命能量之流，地消融於水、水消融火，火消融於風，風消融於空，來到喉輪（代表空元素，指空間〔Akasha〕，象徵著全然接納、全然臣服的特質，但空元素失衡的話，也容易造成扭曲與衝突）。

・將覺知帶到心輪（風元素），那來自光與覺性的振動頻率成為一個音聲、一個咒語，象徵心輪（風元素）的種子咒語是「Ham」。

・在心中不斷持誦「Ham」，讓「Ham」在喉輪持續高頻地振動著。（透過喉輪的種子咒語「Ham」，淨化、平衡所有顯化在我們身心人格特質中的空元素。）

・穿越五大元素（地、水、火、風、空）的淨化與消融，同時繼續跟隨著那一股輕柔的、往上揚升的生命能量呼吸之流，來到心的中心點（眉心輪）。所有五大元素的咒語回到家園——眉心輪，消融合一成為單純的音聲形式。那生命能量的咒語「So—Ham」在心識的中心點（眉心輪）振動著，將你的覺知帶到眉心輪，深深地吸氣「So」、吐氣「Ham」、吸氣「So」、吐氣「Ham」。

・深深地吐氣，深深地吸氣，讓那光與振動的呼吸能量之流在眉心輪來回自由流動，「So—Ham」在眉心輪持續高頻地振動著

・繼續跟隨著這股輕柔的、往上揚升的生命能量呼吸之流，我們來到頂輪，那千瓣蓮花所在之地，宇宙的第一個音聲、第一個咒語「Om」從光與覺性中慢慢地升起。

・在宇宙的第一個音聲「Om」中，我們穿越、經歷了「Om」的前三個意識狀態（醒、

夢、眠），然後進入第四境、第四個意識狀態「圖瑞亞」中，在那全然的寂靜與空中歇息。

・全然的寂靜、全然的空。

・然而，在那全然的寂靜與空之中，一股輪迴的拉力輕輕地升起。在這股輪迴的拉力中，「Om」再一次顯化祂自己。

・從那絕對的光明與自性中，那宇宙覺醒的意識海洋中產生了一個光點（Bindu，明點），這是我們的個體靈（Jiva Atama），從那絕對自性、絕對光明、絕對圓滿中產生的個體靈。在個體靈中，承載著細微身的業力與累世的心印，但我們仍安住在那個純淨的心裡，知道我就是「那個」。

・這顆純淨的、從本來自性而來的心印種子，要尋找一個方式來顯化祂自己，於是我們就如種子般，從宇宙的金胎藏、宇宙母親的子宮中，被種入了胎盤，重新轉世，在這裡重生。在我們降生之後，經過了這麼多年的歲月，經歷了那麼多的人生，在走過這一切，我們以為真實，卻是幻象的生命歷程中，一個來自宇宙終極真實的聲音不斷地提醒著我們。

・我們花了這麼多年的歲月，在生命的幻象中經歷體驗，以為身體名相就是全部的自己，然而，那Sat-Chi-Anada，也就是永恆的智慧、永恆的覺性、永恆的喜樂，提醒著我們，我們原是那不生、不滅、不垢、不淨的自己，永恆的純淨、永恆的智慧、永恆的圓滿、永恆的祥和寧靜。

．於是，我們終於意識到，心中最深處的渴求是「在這一世的靈性修練中，是否有機會見到本來的自己」。

．這一世，我們是否能夠再次證得自己的真實本性？這一世，我們是否能夠開悟，重新看到真實的本性……

．深深地吐氣、深深地吸氣，讓你的呼吸在你的上中脈（也就是眉心到人中頂點之間）來回自由的流動，接著，慢慢放掉對呼吸的覺知，回到全然的靜定與靜默中。

．將你的覺知再一次帶回到呼吸上，感覺空氣在鼻腔的觸動，深深地吐氣，深深地吸氣，感覺你的全身都在呼吸。

．感覺你身體在地板上的重量，感覺你身體與地板接觸的部位，感覺你身體所占據的空間。

．當你準備好的時候，雙手合十來到胸前，一起用三聲「Om」，結束今天的練習，並想著：將練習的成果獻給我們的老師、家人、朋友及所有的眾生存有，不是我的、不是我的。

．結束練習。

BH0070

瑜伽睡眠實修法

停駐於心穴，體驗與神合一的圓滿喜樂

作　　者｜斯瓦米韋達・帕若堤（Swami Veda Bharati）、陳廷宇
譯　　者｜石　宏
責任編輯｜于芝峰
協力編輯｜洪禎璐
封面設計｜小　草

發 行 人｜蘇拾平
總 編 輯｜于芝峰
副總編輯｜田哲榮
業務發行｜王綬晨、邱紹溢、劉文雅
行銷企劃｜陳詩婷

出　　版｜橡實文化 ACORN Publishing
新北市 231030 新店區北新路三段 207-3 號 5 樓
電話：(02) 8913-1005　傳真：(02) 8913-1056
網址：www.acornbooks.com.tw
E-mail 信箱：acorn@andbooks.com.tw

發　　行｜大雁出版基地
新北市 231030 新店區北新路三段 207-3 號 5 樓
電話：(02) 8913-1005　傳真：(02) 8913-1056
讀者服務信箱：andbooks@andbooks.com.tw
劃撥帳號：19983379 戶名：大雁文化事業股份有限公司

印　　刷｜中原造像股份有限公司
初版一刷｜2025 年 5 月
定　　價｜450 元
I S B N｜978-626-7604-47-2

國家圖書館出版品預行編目（CIP）資料

瑜伽睡眠實修法／斯瓦米韋達・帕若堤（Swami Veda Bharati），陳廷宇著；石宏譯. －初版. －新北市：橡實文化　出版：大雁出版基地　發行，2025.05
272 面；22*17 公分
ISBN 978-626-7604-47-2（平裝）

1.CST: 睡眠　2.CST: 瑜伽　3.CST: 健康法

411.77　　114004441